Traude Kogoj (Hrsg.)

Frau mit Eigenschaften

Traude Kogoj (Hrsg.)

Frau mit Eigenschaften

Philosophische Überlegungen zu den Lebensthemen von Rotraud A. Perner

StudienVerlag
Innsbruck
Wien
Bozen

Gedruckt mit freundlicher Unterstützung durch die Kulturabteilung der Stadt Wien, Wissenschafts- und Forschungsförderung, das Land Niederösterreich, die Gemeinde Laa an der Thaya, die Wirtschaftskammer Wien und die Wirtschaftskammer Niederösterreich.

E-Mail: order@studienverlag.at
Internet: www.studienverlag.at

Buchgestaltung nach Entwürfen von Kurt Höretzeder
Satz: Studienverlag/Manuela Weiß
Umschlag: Studienverlag/Manuela Weiß
Umschlagfoto: Helmut Klein International Photography

Gedruckt auf umweltfreundlichem, chlor- und säurefrei gebleichtem Papier.

Bibliografische Information Der Deutschen Bibliothek
Die Deutsche Bibliothek verzeichnet diese Publikation in der Deutschen Nationalbibliografie; detaillierte bibliografische Daten sind im Internet über <http://dnb.ddb.de> abrufbar.

ISBN 978-3-7065-4771-0

Inhaltsverzeichnis

Herzlichen Dank an Mag. Rudolf Mitschka für das Lektorat.

Vorwort

Diese ungewöhnliche Schrift ist einer ungewöhnlichen Frau gewidmet: Rotraud A. Perner, der Frau mit Eigenschaften. Mögen manche den Titel als Koketterie an Robert Musils Hauptwerk „Mann ohne Eigenschaften" empfinden, so gleichen Lebensschilderungen Perners jenen, die in Kakanien üppig skizziert sind. Es ist aber vor allem die Eigenschaft des Vordenkens, die Rotraud mit Ulrich (den passioniert sich in Frage stellenden Nicht-Helden in Musils Roman) verbindet. Rotraud verknüpft ihre fachliche Expertise mit der Phänomenologie des Seins/Daseins und denkt für die Gesellschaft vor, während andere noch nachdenken. Sie mischt sich ein, sie ist eigenwillig, sie gestaltet. Sie zeigt Eigenschaften, die überraschen, die glücklich machen, die irritieren, die überfordern, die düpieren. Wie also dieses inhaltliche wie schöpferische Spektrum abbilden? Rotraud ist 2009 fünfundsechzig Jahre alt. Ein klassisches Jubiläumsbuch würde ihr nicht gerecht, eine unkonventionelle Schrift schon eher. Wegbegleiterinnen und Wegbegleiter wie Elisabeth Schrattenholzer, Astrid Deixler-Hübner, Irene Dyk-Ploss, Richard Picker, Senta Ziegler, Wolfgang Wilhelm, Rüdiger Dahlke, Peter Paul Kaspar, beleuchten die Lebensthemen von Rotraud in wissenschaftlich gehaltenen Artikeln. Von persönlicher Erinnerung getragen sind die Notizen von Elfriede Hammerl, Helene Klaar, Othmar Hill, Dieter Schrage, Renate Brauner, Michael Rosecker, Angelika Hager, Winfried Nonhoff und Peter Ulrich Lehner. Letzterer irrt übrigens in einem Punkt: Mitgliedschaft in einer Partei und gesellschaftliches Engagement über Parteigrenzen hinweg schließen einander nicht aus. Alle Genannten haben ihr Wissen, ihre Erinnerungen und ihre Zeit für diese Schrift zur Verfügung gestellt. Herzlichen Dank auch an Karin Eder und Andreas Brunner, die in tiefer Kenntnis um die Persönlichkeit Perners maßgeblich zum Gelingen der Schrift beigetragen haben.

Wer aber ist Rotraud A. Perner? Dies zu beantworten, vermag diese Schrift nicht zu leisten. Diese ist vielmehr Annäherung an eine „unbequeme" Frau, die mehr als andere gesellschaftliche Phänomene erforscht und deren Weiterentwicklung initiiert und gestaltet. Jene, die meinen, sich ein Bild von einem Menschen über faktische Auszüge machen zu können, seien an den biographischen Aufriss auf Seite 151 dieser Schrift verwiesen.

Allen aber sei in dieses Buch geschrieben: Es würde Rotraud nicht gerecht, sie ausschließlich über ihre Leistungen und Intellektualität zu definieren. Sie ist unabhängig davon eine Persönlichkeit, die zahlreichen Menschen geholfen hat, empfindsam, warm – und stets zur Stelle, wenn sie gebraucht wird. Rotraud, du füllst Freundschaft mit Leben und gibst diesem Begriff eine besondere Bedeutung.

Traude Kogoj, Herausgeberin

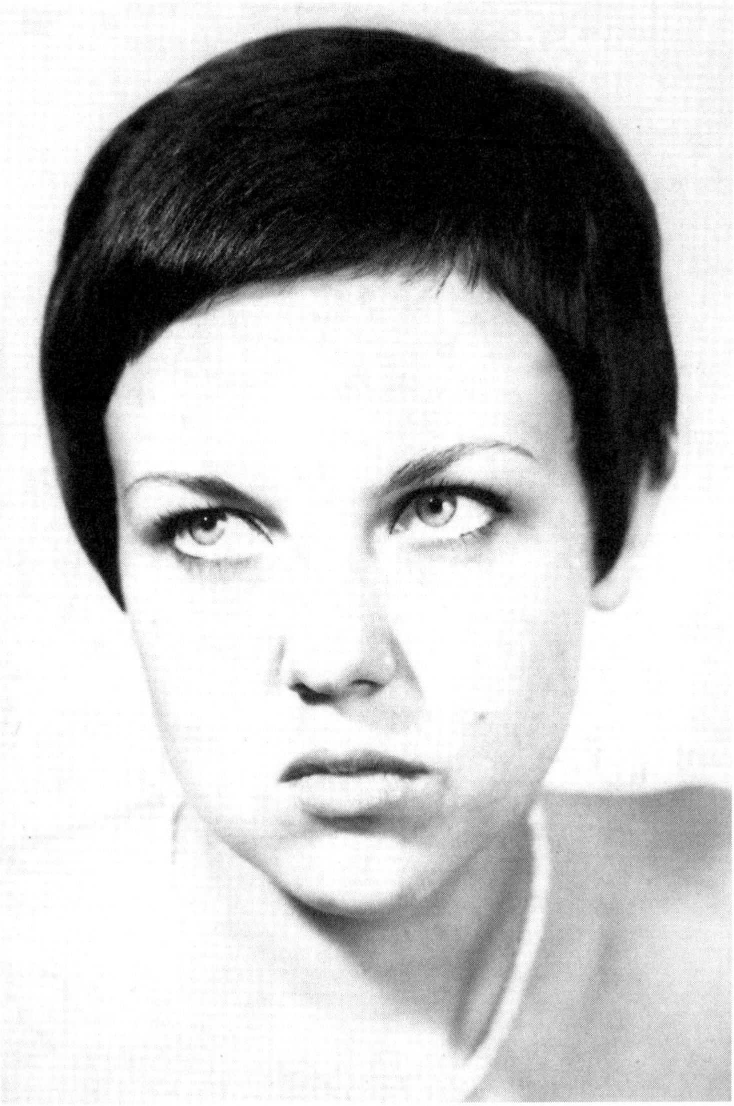

1969, Rotraud A. Perner ohne „Schnittlauchlocken"

Elisabeth Schrattenholzer

Zur Klarheit der Worte, des Denkens und des Handelns

Klarheit der Worte ermöglicht Klarheit des Denkens und Klarheit über das Handeln. Mit verwirrenden und verworrenen Begriffen lässt sich nicht folgerichtig denken, es lassen sich keine verbindlichen Vereinbarungen treffen, und es können Handlungen zu völlig anderen Ergebnissen führen, als verbal geplant war. Es lohnt sich daher, die Sprache auf ihre Klarheit respektive Verworrenheit zu überprüfen.

Worte leisten weit mehr, als uns im Allgemeinen bewusst ist. Schon „die Bildung eines 5-Wort-Satzes fordert viele Millionen von Entscheidungen ein“[1]. Denn sobald wir ein Wort verstehen, werden im Gehirn Netzwerke von Neurosignaturen aktiv, die einander, das Körperempfinden, unsere Gedanken und gegebenenfalls auch unsere Pläne für die Zukunft beeinflussen. Durch die Zeit und Energie, die wir den Worten widmen, erzeugen sie auf der Basis unserer gespeicherten Erfahrungen einen Mehrwert, der den bewussten Absichten nützen oder schaden kann. Eindringlich beschreibt Rotraud A. Perner in ihrem Buch „Wort auf Rezept“[2] die Verantwortung, die Menschen speziell in heilenden Berufen haben, gesundheitsfördernde[3] Sprache zu finden. Diese „Gesprächsmedizin“[4] ist auch für den Alltag empfehlenswert. Worte können fördern, ermutigen, trösten, heilen, helfen, sie können aber auch dem Gegenüber Schmerzen bereiten. Im Buch „Gewaltfreie Kommunikation“[5] legt Marshall B. Rosenberg Strategien vor, um verbale und nonverbale Teile von Kommunikation möglichst friedensdienlich zu gestalten.

Die Schwierigkeit bei der Wahl der Worte besteht unter anderem darin, dass so vieles unbewusst ablaufen muss. Würden alle Vorgänge bewusst, wir kämen pro Tag über ein paar Worte nicht hinaus. Dazu kommt, dass ein Wort für verschiedene Menschen sehr Unterschiedliches bedeuten kann. Die Inhalte, die bewusst oder unbewusst durch Worte aufgerufen werden, haben nicht nur gesellschaftlich annähernd verbindliche Bezüge zur Wirklichkeit, sondern auch durchaus subjektive Anteile. Innerhalb von Gruppen gibt es je eigene Spezialbegriffe. Das gilt für private Zirkel wie für lokale Dialekte, Fachsprachen, Gaunersprachen oder für kreative Jugendsprachen, mittels derer sich Jugendliche gegen die Erwachsenenwelt und gegen andere Gruppen abgrenzen.

Was spezielle Worte in einer konkreten Situation bei einem konkreten Menschen auslösen, lässt sich von außen nicht mit Bestimmtheit wissen. Es hängt erheblich von der situativen Einbettung, vom Bildungsstand und anderen Faktoren ab. Gesellschaftlich gesehen ist die Wirkung von Sprache in ihren Haupttendenzen aber durchaus voraussagbar. Propaganda, Werbung und Zensur gäbe es sonst nicht.

Klarheit der Sprache

Sobald wir gesellschaftliche oder private Vereinbarungen treffen, Gesetze formulieren, die Gegenwart formen oder die Zukunft planen, brauchen wir Worte, die für alle Beteiligten annähernd die selbe Bedeutung haben, damit die Sache funktionieren kann. Von den vielen Arten, wie Sprache schadet oder nützt, soll dieser Aufsatz handeln. Es soll um die Bedingungen für eine verbindliche Geltung der Worte, also um die Klarheit einer Aussage gehen. In jedem aktuellen Einzelfall dürfen selbstverständlich Faktoren wie Vernetztheit, historisches Umfeld, Emotionen, subjektive Befindlichkeit etc. nicht außer Acht gelassen werden. Die Sprache bleibt aber stets der nachweisbare Teil der Kommunikation und die Grundlage zur nicht-mündlichen Verständigung mit anderen Menschen. Nur Worte, die nachvollziehbar mit definierten Teilen der Wirklichkeit als verbunden gelten, können verlässlich einer größeren Anzahl von Menschen dieselben Inhalte vermitteln. Wie wird das gewährleistet? Wie überprüft? Wem nützt genaue Sprache? Wem nützt die Unklarheit von Formulierungen? Wie entsteht Verbindlichkeit der Worte? Welche Möglichkeiten gibt es, irreführende Signale zu entlarven? Diese Fragen und Themen sollen hier behandelt werden.

Das von außen Benennbare (W1), das Subjektive (W2) und das Unnennbare (W3)[6]

Der Bereich der äußeren Welt, auf die sich Sprache beziehen kann, sei hier W1 genannt; die innere Welt und die subjektiven Deutungen der Welt, auf welche die Worte nur hinweisen können, ist hier W2; das Darüberhinaus, das weder mit den Sinnen noch mit dem Verstand erreichbar ist, also das Unnennbare, auf das die Sprache und das Denken keinen Zugriff haben, die „Welt an sich", ist W3 (s. Grafik).

Im Detail:
W1: Bestimmte Bereiche der Welt kommen an alle Menschen gleichermaßen von außen heran. Für die Teile dieser Welt bilden wir sprachliche Begriffe. Durch ihren Gebrauch wird Einverständnis über ihre Geltung hergestellt. Mit diesen Begriffen kann gedacht werden, sie können nach erkennbaren und bekannten Strategien miteinander verknüpft und zur Basis für neue Begriffe werden. Sie stehen für Regeln des Zusammenlebens zur Verfügung. Diese Sprache wird referentielle Sprache genannt.

In W1 hören, sehen, spüren wir das Außen, die Dinge leisten uns körperlichen Widerstand und stehen für Erfahrungen zur Verfügung. Wir benennen sie, wir denken über sie nach und formulieren Sätze. Wer in derselben Sprache und Kultur konditioniert wurde, kann ohne Anleitung von außen verstehen, worum es geht, sobald er oder sie die entsprechenden Worte liest oder hört. Mit Wörtern wie Baum, Haus oder Straßenverkehrsordnung können alle die nämlichen Wirklichkeitsteile verbinden. Fachgebiete setzen selbstverständlich Fachwissen voraus. Aber im Prinzip stehen auch hier Wörter stellvertretend für Teile der Wirklichkeit, die in der Außenwelt erfahrbar sind. Trotz subjektiver Färbungen bezeichnen Worte

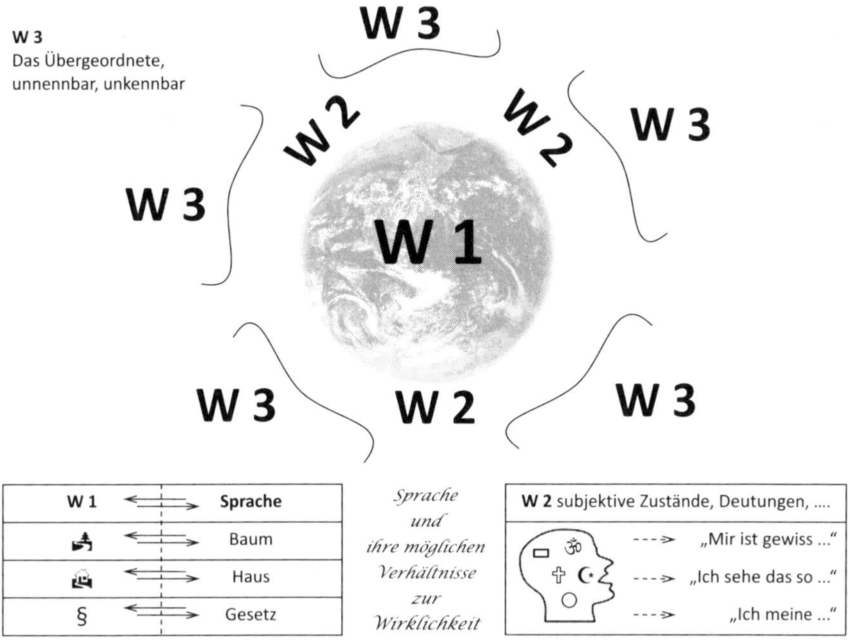

innerhalb von W1 einen für alle gleichermaßen erkennbaren Wirklichkeitsanteil. Umgekehrt werden bestimmte, definierte Teile der Wirklichkeit von allen mit denselben Worten bezeichnet. Diese Worte beziehen sich auf die reale Welt ähnlich wie die Zeichen einer Landkarte auf das abgebildete Land. Dort bedeuten blaue Linien in der Wirklichkeit Flüsse; rote, gelbe und weiße Linien jeweils bestimmte Arten von Straßen; Isohypsen sind Linien, die Punkte gleicher Meereshöhe verbinden, und so weiter. So eindeutig können auch Worte sein.

W2: Auf W1 reagieren wir mit Behagen, mit Gleichgültigkeit oder mit Unbehagen, also mit subjektiven Empfindungen, die wir ausdrücken können. Außerdem deuten wir W1 und wir interpretieren. Wir reden vom Sinn der Welt, vom Sinn des Lebens und so weiter. Diese Teile der Realität, die Bereiche der subjektiven Reaktionen, Befunde und Deutungen fassen wir zusammen als W2: Welt und Weltzugang über Deutungen und Empfindungen, die nicht an alle gleichermaßen von außen herantreten, sondern auf innere Zustände und Gewissheiten verweisen. Ob einem Menschen kalt oder heiß ist, kann dieser Mensch uns mitteilen. Wir brauchen darüber nicht zu diskutieren. Und wir brauchen nicht darüber zu streiten. Dasselbe gilt für Sinngebungen der Welt, des Lebens, des Todes oder anderer Phänomene. Wir können zwar Sprache verwenden, um einander die eigenen Ideen mitzuteilen, die Sprache hat hier aber ausschließlich Verweisfunktion auf etwas, das dem Gegenüber nicht auf dieselbe Art zugänglich sein kann wie uns selbst. In dieser W2 können Wörter keinen allgemein gültigen Wirklichkeitsanteil vertreten, sondern sie haben einen persönlich mehr oder weniger festgelegten Bezug auf innere Zustände und Gewissheiten. Dieser Bezug ist änderbar. Auch wenn Hunger, Durst, Müdigkeit allen Menschen bekannt sind, ist der jeweilige

Befund einem einzelnen Menschen einzigartig zugeordnet. Für metaphysische Vorstellungen gilt dasselbe. Wäre Engel ein Begriff aus W1, dann würden wir unter dem Wort Engel alle dasselbe verstehen. Wir bräuchten einander nicht zu erzählen, ob wir meinen, dass es sie gibt oder nicht: Manchen Menschen ist es innere Gewissheit, solche Wesen erfahren zu haben oder deren Existenz als erwiesen zu erachten, anderen nicht. Darüber lässt sich nicht streiten. Ebenso wenig wie über Träume.

Religionen und Ideologien stellen großräumige Systeme von Weltdeutungen dar. Zu deren Gunsten können Glaubens- und/oder Gehorsamsentscheidungen gefällt werden. Auch dadurch kommt es zu subjektiven Gewissheiten. Wo allerdings gefordert wird, das Eigene habe für die gesamte Menschheit zu gelten, geht es um mehr oder weniger versteckte Machtansprüche. Alle Glaubensgewissheiten sind immer innerhalb von W2, weshalb die Forderung, andere hätten dasselbe zu glauben und zu tun, ähnlich unstimmig wäre, wie die Anmaßung, weil mir kalt ist, habe es allen anderen auch kalt zu sein.

W3: Über W1 und W2 hinaus gibt es noch die „Welt an sich". Wir nennen dieses Phänomen, von dem wir kein Wissen und für das wir keine Sprache haben, in unserer Betrachtung der Zusammenhänge von Sprache und Wirklichkeit W3. Da Sprache ein begrenztes Instrument innerhalb einer begrenzten Welt darstellt, ist sie für ein Darüberhinaus nicht anwendbar. Eine Uhr kann die Zeit messen, aber nicht die Raumtemperatur. Dafür ist die Uhr nicht zuständig. Eine Lampe kann das Universum nicht erhellen. Ein begrenztes Instrument kann das Unbegrenzte nicht fassen. Wir selbst sind Teil des Universums, wir hängen damit zusammen und wir hängen davon ab. Was wir wären, wenn wir uns außerhalb desselben befinden könnten und nicht seinen Bedingungen unterworfen wären, darüber lässt sich kaum auch nur spekulieren. Die Spekulationen wären aber ebenfalls mit begrenzten Mitteln der Sprache hervorgebrachte begrenzte Vorstellungen, die nicht das Über-diese-Grenzen-hinaus-Existierende erfassen können. Dieses ist notwendigerweise unerkennbar und unnennbar.

Rhythmus, Klänge, religiöse Rituale, Meditation, Düfte und vieles andere rufen im Gehirn Veränderungen hervor, die auch das Erleben verändern können. Im Zusammenhang mit Meditation gibt es bereits erhebliche naturwissenschaftliche Belege dafür. Die Gehirnforschung erweist, dass hochsignifikante „Korrelationen zwischen biophysikalischen Maßen [in diesem Fall: Gehirnwellen; E.S.] und subjektiver Empfindung"[7] existieren, die von entsprechend trainierten Menschen willentlich hergestellt werden können. Ein Teil dieser subjektiv erfahrenen Inhalte überschreitet die Möglichkeiten des Sagbaren, das haben alle Seherinnen und Seher, Mystikerinnen und Mystiker der unterschiedlichsten Religionen immer wieder betont. „Language is not able to reveal this."[8], sagt ein Vater zu seinem Sohn über so eine Erfahrung. Dante Alighieri meint in seiner Schilderung des Paradieses: „Ob ich Talent anriefe, Kunst und Übung, / Nie sagt' ich's so, dass man sich's denken könnte; / Doch kann man's glauben und zu schaun verlangen"[9]. Und der Neuropsychologe Wolfgang Singer, der auf Grund seiner Forschungsergebnisse uns Menschen als weitaus determinierter ansieht, als bislang angenommen, merkt zum Thema Metaphysik an:

„Ich glaube, dass etwas jenseits unserer begrenzten Vernunft existiert, sozusagen etwas vor und hinter unserer rational erfassbaren Welt. Ich glaube, man sollte es nicht benennen wollen."[10]

Werte und Bewertungen

Sowohl in W1 als auch in W2 gibt es Werte und Bewertungen. Der Unterschied liegt im Gültigkeitsbereich. Wenn eine Bewertung den Anspruch allgemeiner Gültigkeit erhebt, kann das nur W1 betreffen, und es muss ein genauer Bezugsrahmen angeben sein. So ist beispielsweise ein Wiener Schnitzel ernährungsphysiologisch betrachtet nicht so wertvoll wie Rohkost. Der Bezugsrahmen dieser Wertung ist in W1 konkret beschreibbar, medizinisch-wissenschaftlich nachvollziehbar und für alle Menschen annähernd gleicher Konditionierung gültig. Es geht dabei um Mineralstoffe, Eiweiß, Kalorien etc. und unsere Art, diese in den Körper aufzunehmen oder nicht. Der subjektive Befund, welche Mahlzeit einer Person besser schmeckt, ist aus W2. Jede und jeder kann diese Bewertung ausschließlich für sich selbst als gültig feststellen.

Ein anderes Beispiel: Eine Sängerin trägt die von Loewe vertonte Ballade „Der Nöck" vor. Es ist die Geschichte von einem Harfe spielenden Wassergeist, der, von spottenden Knaben gekränkt, untertaucht, den aber die Natur zurückruft, weil sie sich nach der Schönheit seiner Musik sehnt. Ob die Stimme der Sängerin gut ausgebildet, der Atem physiologisch richtig geführt, die Töne exakt und der Stil des Vortrags herkömmlich oder ungewohnt war, das alles lässt sich innerhalb von W1 verbindlich feststellen. Ob die Darbietung und das Lied gefallen haben oder nicht, das ist Geschmackssache, gehört also in W2. Es kann mitgeteilt, aber weder in sinnvoller Weise bestritten noch bestätigt werden. Meint hingegen jemand, „Der Nöck" sei ein Männerlied und dürfe von Frauen nicht gesungen werden, so ist ein konkreter Bezugsrahmen für so eine Behauptung nicht auszumachen. Tradition hat keine unumstößliche Gültigkeit wie die Schwerkraft, die Körperchemie oder die Notwendigkeit von Sauerstoff zum Überleben. Jede Tradition wurde einmal begonnen und kann daher enden. Den Satz „Das war immer schon so!" zählt Rotraud A. Perner nachvollziehbar zum Instrumentarium von Machtkämpfen.[11]

Die unzuverlässige Landkarte

Einige Sprachgewohnheiten und Grammatikgesetze geben, um beim Vergleich zu bleiben, eine Landkarte vor, in der manche Flüsse rot eingezeichnet sind, einige Straßen in falschen Farben, andere gar nicht. So eine Landkarte würde niemand benützen. Die systematisch gestörte sprachliche Wiedergabe der Wirklichkeit wird hingegen von vielen verteidigt: Weil wir es so gelernt haben, weil es Tradition ist, weil Umtrainieren mühsam ist, weil es peinlich ist, unbewusst begangene Fehler einzugestehen, weil sprachliche Klarheit viel deutlicher auf unsere persönliche Verantwortung hinweist und weil dort, wo es um die Erhaltung von Machtstrukturen geht, den Machthabenden eine Erhellung der Sprachfunktionen unerwünscht ist. Verworrene, verwirrende Sprache erleichtert das Verschleiern von Machtinteressen. Die Regierten merken nicht oder viel zu spät, wohin sie geführt werden. Schon Hitler sagte zu einem Gesprächspartner:

> „Dann gewährt es uns aber auch einen ganz besonderen heimlichen Genuß, zu sehen, wie die Leute um uns nicht gewahr werden, was mit ihnen wirklich geschieht."[12]

Im Wesentlichen geht es um zwei Grammatikformen, die so tun, als würden sie von W1 reden, die aber den Bezug der Worte zur Wirklichkeit außer Kraft setzen. Es ist das der generalisierende Singular[13], bei dem die Einzahlform eines Begriffs alle infrage kommenden Individuen zu vertreten vorgibt; und es sind die Mehrzahlformen[14], bei denen in realitätswidriger Weise Frauen nicht genannt werden. Diese Grammatikformen sind Opium fürs Denken.

Aus den Publikationen des Nationalsozialismus ist die Form des generalisierenden Singulars bekannt, Sätze beginnend mit: Der Jude hat ..., Der Russe ist ... etc. Der Duden führt folgendes Beispiel für den generalisierenden Singular an: „Der Charakter des Deutschen (= der Charakter aller Deutschen)"[15] [Hervorhebung und Klammersetzung original]. Ein einheitlicher Charakter aller Deutschen existiert selbstverständlich nicht. Solche Formulierungen verstellen den Blick auf die Wirklichkeit, statt sie abzubilden. Das erzwingt Irrationalität. Unzulässige Verallgemeinerungen und Lügen lassen sich mit generalisierendem Singular gut verbreiten, und er gewöhnt an eine Denkform ohne Bezug zur Realität. Der generalisierende Singular spricht von Phantomen und gehört im Interesse einer Klarheit des Denkens ersatzlos aus dem Sprachgebrauch gestrichen.

Dasselbe Abgleiten in irrationale Sphären, in denen die Existenz der Außenwelt ignoriert wird, geschieht durch die Mehrzahlformen, die verleugnen, dass auch von Frauen die Rede ist. Wie andernorts ausführlich dargestellt[16], wird sowohl die Logik als auch die eigene Anschauung außer Kraft gesetzt, sobald zwei Schülerinnen und zwei Schüler miteinander angeblich vier Schüler sind. Von Geschlechts wegen, also tief im Kern unseres Menschseins, müssen die Frauen erleben, dass ihre Wirklichkeit in wesentlichen Teilen der Sprache nicht vorhanden ist. Hier gilt dasselbe, was Rotraud A. Perner über Schweigemauern und Tabus in der Familie sagt: „Die Folge ist immer – und für alle Beteiligten – ein Verlust an Wahrnehmungsmöglichkeit und Handlungsfähigkeit."[17]

Es geht dabei um Wahrnehmungsmöglichkeit des eigenen Leides und die Fähigkeit, es zu artikulieren und die eigene Situation zu verbessern.

In zahlreichen Medien werden die falschen Formen, trotz beginnender Neuerungen, nach wie vor verwendet, sei es aus Bequemlichkeit, sei es aus Angst davor, Leser/innen zu verlieren, sei es aus tiefer liegenden Widerständen[18] heraus. Das Vaporisieren[19] der Frauen im Medium der Sprache ist sprachliche Gewalttat gegen Menschen und ihre geschlechtliche Identität. „Sexualität – unser Wahrnehmen und achtungsvolles Wahrgenommenwerden als Mann oder Frau – stellt den innersten Kern unseres Selbst dar; hier sind wir am verletzlichsten."[20] Die verbale Frauenvernichtung kränkt jede Generation aufs Neue, beschädigt das Selbstwertgefühl

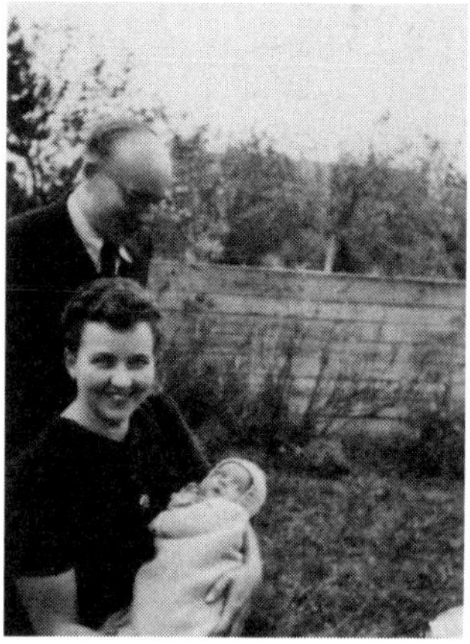

1944, Rotraud mit Eltern in Eckartsau

der weiblichen Kinder und zerstört den redlichen Wirklichkeitsbezug zwischen der Sprache und den Tatsachen. Wer darauf besteht, dass verfälschte Landkarten verwendet werden, fördert das Irregehen oder das Sich-führen-lassen-Müssen.

Sobald Unlogik und Tatsachenferne als Grundlage des Denkens akzeptiert sind, stehen sie auch für beliebige andere Irreführungen bereit. Die solcherart etablierte Struktur lässt sich dann für Rassismus, Antisemitismus und ähnlich pauschale Diffamierungen, die den Blick auf die Wirklichkeit löschen, dienstbar machen.

Wer sich diese Schäden vor Augen geführt hat, muss eine Wahl treffen: Weiterhin Schmerzen zufügen, weiterhin Denkungenauigkeit gutheißen – oder alles daransetzen, individuell und kollektiv den Schaden zu vermindern, und zwar sowohl was das Grundmuster für Diskriminierung als auch was die Verlässlichkeit der Sprache betrifft.

Nebenwirkungen von Begriffen

Sind die Beziehungen zwischen Worten und Wirklichkeit genau nachvollziehbar, dann bewegt sich die Sprache in W1. Hier lassen sich Erkenntnisse mitteilen, Pläne schmieden und verbindliche Vereinbarungen treffen. Allerdings machen die dem Bewusstsein zugänglichen Anteile der Wortbedeutung noch nicht die Gesamtwirkung eines Wortes aus. Umfassende Klarheit existiert nur dann, wenn die Nebenwirkungen die beabsichtigte oder behauptete Wirkung unterstützen, nicht unterlaufen. Um den Nutzen oder Schaden der Nebenwirkungen für die eigentliche Kommunikationsabsicht einsehbar zu machen, erweisen sich drei Verfahren als besonders effizient:

a) Austauschen (von Begriffen durch solche, die auf den ersten Blick ohnedies dieselbe oder annähernd dieselbe Bedeutung haben),
b) Bebildern bzw. Inszenieren (der Hintergründe und der impliziten Zusammenhänge, aus denen Begriffe oder Sprachbilder stammen) und
c) das Erproben von Gegenbegriffen.

Diese Verfahren greifen im Anwendungsfall nahezu immer ineinander. Und selbstverständlich dürfen vor einem Endergebnis auch hier die zahlreichen anderen Phänomene, die mit Sprache in Berührung und Resonanz sind, nicht vernachlässigt werden.

Zu a) Austauschen:
Wenn unangenehme Nachrichten an die Öffentlichkeit gebracht werden sollen, ersetzen die Verantwortlichen die Schlüsselbegriffe meist durch so genannte Euphemismen, also durch schönfärberische Worte mit angenehmen Nebenwirkungen.

Freisetzen von tausenden Arbeitskräften klingt fürs erste nicht so schockierend wie *Kündigen von Arbeiterinnen und Arbeitern.* Der Gegenbegriff zu *freisetzen*, sprachlich gesehen, wäre *gefangen setzen.* Da diese Menschen aber vorher nicht gefangen waren und daher auch nicht aus einer misslichen Lage befreit wurden, ist die inspirierende Wirkung des Begriffs *frei* völlig unangemessen. Der Begriff *Arbeitskraft* macht das Schicksal von Arbeiterinnen und Arbeitern tendenziell abstrakt und unpersönlich. Immerhin geht es um Menschen, denen die bisherige materielle Basis ihres Lebens genommen wird. Ein Austauschen in Richtung realitätsnäherer Begriffe lässt erkennen, was verdeckt oder verharmlost werden sollte.

Minuswachstum der Wirtschaft oder des Bruttosozialprodukts bringt den erfreulichen Klang des Wortes Wachstum mit sich. In unzähligen Kombinationen, die in unserem Gehirn gespeichert sind, bedeutet Wachstum etwas Positives. Der Begriff *minus* ist so abstrakt, dass er das nicht in ein erlebbares Gegenteil verkehrt. Ein Austauschen durch *Schrumpfung* oder eine Umschreibung, die das Wort *Verlust* enthält, ist der Realität näher. Wer näher an der Sache ist, kann eher Lösungsstrategien für Probleme suchen als eine Person, die von illusorischen Nebenwirkungen der Worte abgelenkt ist.

Auch *Umwelt*[21] ist ein Begriff, der durch Austausch interessante Nebenwirkungen preisgibt. *Umwelt*vergiftung erleichtert die Illusion, es wäre der eigene Raum verschont von dem Übel, das bezeichnet wird. *Mitwelt*vergiftung erzeugt eher die Reaktionen, die notwendig sind, um das gemeinte Übel zu beseitigen.

In seinem Aufsatz *Fünf Schwierigkeiten beim Schreiben der Wahrheit*[22] schreibt Bertolt Brecht 1934: „Wer in unserer Zeit statt *Volk Bevölkerung und statt Boden Landbesitz* sagt, unterstützt schon viele Lügen nicht."[23] [Hervorhebung durch B.B.]

Der Begriff *Volk* war nicht nur ideologisch, historisch und für Fremde gefährlich aufgeladen. Er setzt auch die Behauptung voraus, es gäbe eine biologisch zwingende Verwandtschaft, die eine größere Gruppe von Menschen zum *Volk* mache. Demnach bestünde die Weltbevölkerung aufgrund biologischer Unterschiede aus verschiedenen Völkern. Da klingt die Idee an, es gäbe Menschenrassen[24], wobei das Hierarchie-Denken nahelegt, die eigene Gruppe als höherwertig einzustufen. Genau damit begründete der Nationalsozialismus das angebliche Recht auf Gewalt gegen solche, die innerhalb dieses Konzepts für minderwertig erklärt wurden. Der Begriff *Bevölkerung* hingegen bezeichnet die Menschen, die in jeweils einem Staat genau definierte Rechte haben. Das ist deutlich sachbezogener und für unrechtmäßige Herrschafts- und Gewaltansprüche deshalb weit weniger tauglich.

Auch Änderungen von Klang und Rhythmus können die Wirkung einer Aussage verändern. Als Parole wäre *eine Bevölkerung, ein Reich, ein Führer* bei weitem nicht so eingängig gewesen wie das historische Original. Auch die Abfolge *ein Führer, ein Reich, ein Volk* hat eine völlig andere Wirkung. Das macht deutlich, dass durch die ursprüngliche Reihenfolge Inhalte am Bewusstsein vorbei zur Wirkung gelangt sind.

Das Wort *Führer* ersetzte Brecht mehrmals durch die Metapher *Anstreicher*. Die Propaganda sah er als frische Tünche auf einem einsturzgefährdeten Gebäude. *Anstreicher* macht eine Person weniger wichtig als *Führer*. Die Assoziationen und Bilder, die das Wort *Anstreicher* mitbringt, verstärken den Appell, die Bevölkerung möge doch bitte nicht auf die Propaganda hereinfallen. Allerdings spielte das Wort *Anstreicher* die Bedrohlichkeit der historischen Situation herunter.

Zu b) Bebildern und Inszenieren:
„Vor und während wir sprechen, läuft im Gehirn auch ein geistiger Film. Wir bildern."[25], beschreibt Rotraud A. Perner den Vorgang, den ich jetzt anhand eines Beispiels in Sprache übersetzen werde. Was im Gehirn in Sekundenbruchteilen gleichzeitig abläuft, braucht, wenn in Worte gefasst, eine Aneinanderreihung und damit wesentlich mehr Zeit.

Da Brecht als glühender Antifaschist gilt, wird folgender Satz aus seiner *Kriegsfibel*[26] bis heute oft[27] als Warnung vor jeder Art von neuem Rechtsextremismus verwendet: „Der Schoß ist fruchtbar noch, aus dem das kroch!"[28] Sobald wir die Wortfolge ändern, klingt die Aussage erheblich anders, obwohl grammatikalisch gesehen genau dasselbe gesagt wird: *Der Schoß, aus dem das kroch, ist noch fruchtbar.*

In einer privaten Mini-Umfrage bat ich um Reaktionen auf das Originalzitat. Fünf der befragten Personen fanden es, sinngemäß zusammengefasst, grauslich. Eine Person befand, es sei ein „toller Sager"[29].

Welche Szenen lassen sich zu diesem Satz inszenieren und welche Bilder gehören dazu?

Direkt in einen überdimensionalen, weit geöffneten Schoß lässt uns dieses Sprachbild schauen, aus dem etwas beängstigend Grässliches herauskriecht. Es geht um etwas Bekämpfenswertes. Der aggressive, den Faschismus exkulpierende Hintergrund enthüllt sich erst bei näherem Hinsehen. Hieße es: „Die Erziehungsstrukturen, die den Faschismus hervorgebracht haben, werden immer noch angewendet", so wäre das für Antifaschistinnen und Antifaschisten eine implizite Aufforderung, gegen bestimmte Erziehungsstrukturen vorzugehen. Hieße es: „Die Ideologie ist fruchtbar noch", wäre die Ideologie zu bekämpfen. So ist es der Schoß, der als Quelle des Faschismus zum Gegner gemacht wird. Der Schoß als Ort des Hervorbringens menschlichen Lebens bringt weibliche Fähigkeiten und weibliche Präsenz mit, gegen die es etwas zu unternehmen gilt. Solche Strategien haben Tradition. Seit der Geschichte von Adam und Eva werden aus konservativer und reaktionär-katholischer Sicht die Frauen immer wieder tendenziell schuldig gesprochen[30] und in die Subordination gezwungen. Ausschließlich deshalb, weil sie weiblich sind. Über ihre Schöße wird viel nachgedacht. Das Bestimmungsrecht über Sexualität und Fruchtbarkeit beanspruchen die kirchlichen Amtsträger. Noch dieser Tage wollen Bischöfe und Amtskirche über den Schoß einer vergewaltigten Neunjährigen bestimmen und verfügen, dass sie die Zwillinge, die ihre Gebärmutter nie austragen könnte, behalten müsse.[31]

... *aus dem das kroch*: Die gewaltige Leistung der Frauen, menschliches Leben hervorzubringen, wird durch das *aus dem das kroch* negiert und damit erniedrigt. Angeblich von selbst ist das *gekrochen* aus dem handlungsunfähigen, verdinglichten Entstehungsort *Schoß*. Die Taten der zur Zeit des Faschismus maßgeblichen Männer, ihre Initiativen zu Ungerechtigkeit, Krieg, Brutalität, Zerstörungen unglaublichen Ausmaßes und dem gewaltsamen Tod von Millionen Menschen haben keinen Platz in diesem Bild. Kein Führer, keine Verführten, sondern ein Schoß ist an allem schuld: ein Naturereignis. Das macht es den Tätern leicht, Schuldeinsicht zu verweigern. Sie haben ja Einsicht in den *Schoß, aus dem das kroch*. Was an Vorstellungskraft und Energie nach dieser „Einsicht" übrig bleibt, wird wohl kaum in Strategien für mehr Gerechtigkeit und Demokratie verwendet, sondern eher in Abwehren von Ängsten oder Tabus, Lust, Neurosen, Gewaltszenarien – und was sonst noch alles im Zusammenhang mit Sexualität ins Bewusstsein drängen könnte. Es besteht sozusagen ein legaler Grund, das alles zu ignorieren, schließlich geht es vordergründig um Antifaschismus, nicht um Sexualität. Die unbewusst aktivierte, angstbesetzte Verachtung des Weiblichen ist allerdings dem Rechtsextremismus erheblich dienlicher als der Demokratie. Das Bewusstsein lukriert zur gleichen Zeit das Wohlgefühl der guten Absicht des antifaschistischen Aufrufs.

Die weite Verbreitung von fortschrittlich Gemeintem aber reaktionär Durchgeführtem macht die Erkenntnis, dass da etwas anderes als das Beabsichtigte vor sich geht, so schwer.

> „Die Verfechtung freiheitlicher Gedanken mit autoritären orthodoxen Mitteln, das Heranzüchten von Hörigkeit und Konformismus im Namen des geistigen Fortschritts gehören bereits so stark zu unserem normalen Leben, daß uns der Widerspruch kaum mehr auffällt."[32]

Eine andere Fehlbenennung schafft ebenfalls erhebliche Desorientierung und Schaden: Physische Gewalttaten werden so oft als „Liebe" bezeichnet, dass vieles davon als normal empfunden wird. „Wer seinen Sohn liebt, der züchtigt ihn!", behauptet die Bibel[33]. Die junge Katharina in Shakespeares Komödie *Der Widerspenstigen Zähmung* leidet unter dem Terror ihres Ehemanns. Trotzdem wird das Publikum zum Lachen provoziert. Trotzdem stellen Lexika Behauptungen auf wie, sie würde durch Liebe gezähmt, nicht durch Gewalt[34]. Hier sind dieselben Tabus wirksam, die Rotraud A. Perner in „Darüber spricht man nicht"[35] anhand von aktuellen Familientragödien aufzeigt und analysiert.

In Brechts Stück *Furcht und Elend des Dritten Reiches*[36] weiß die jüdische Frau plötzlich, woran es liegt, dass es im Faschismus wertvolle und weniger wertvolle Menschen gibt: Alle haben immer an diese Einteilung geglaubt! Mit Entsetzen erkennt sie: „Jetzt gehöre ich zu den wertloseren."[37] Was sie und ihr Autor Bertolt Brecht nicht erkennen: Zu den als wertloser eingestuften hat ihresgleichen seit Jahrhunderten gehört. Denn sie ist zuallererst und naturbedingt Frau. Da versagt

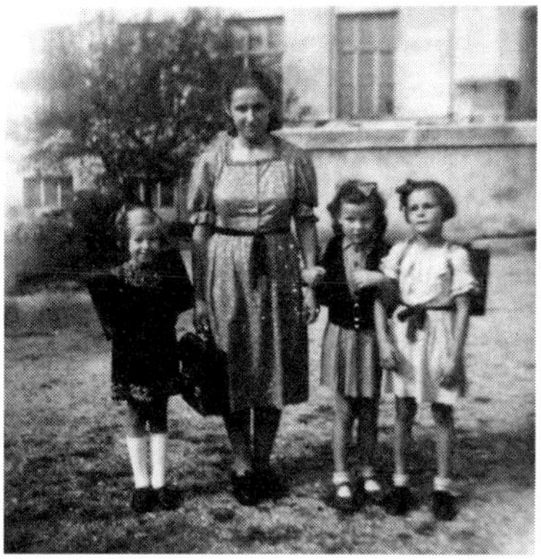

1950, 1. Schultag in Laa/Thaya, Rotraud (links) neben Lehrerin Marie Adelmayer

ihr die Organisationsform unserer Gesellschaft ein gewisses Maß an Rechten. Bis in die 1970er Jahre war in Österreich die Vergewaltigung der Frau in der Ehe straffrei. Bis heute verdienen Frauen bei gleicher Arbeit in manchen Berufssparten erheblich weniger[38] als Männer. Die asymmetrische Machtverteilung zwischen Männern und Frauen ist uns bis heute geläufig. Nicht zuletzt die Sprachungerechtigkeiten sind ein Symptom und ein Generator dafür.

Die Macht der Männer über die Lebensgestaltung von Frauen wird oft nicht erkannt. Oder sie wird als selbstverständlich angesehen. So steht am Anfang des Buches „MenschInnen"[39] von Barbara Rosenkranz folgendes Zitat (durch Zeilenumbruch von B.R. in die Form eines Gedichtes gebracht):

> „Eine Frau, / die einen Kinderwagen vor sich herschiebt, / hat das Recht, / zum Sieger von Sedan / und zum Dichter des ‚Faust' zu sagen: /‚Bitte gehen Sie mir aus dem Wege!' // *Otto von Bismarck*"[40] [Hervorhebung durch B.R].

Das klingt im ersten Moment nach einem besonderen Recht der erwähnten Frau. Mit Bismarck, Goethe und dem „Sieger von Sedan"[41] führt diese kleine Geschichte aber offensichtlich in eine Gesellschaft, in der Männer sagen, was Frauen dürfen. Wenn wir nicht annehmen, dass es eine obdachlose Frau ist, die ihr Hab und Gut in einem Kinderwagen transportiert, so erlaubt Bismarck einer Frau mit Kind offenbar mehr als einer Frau ohne Kind. Sonst wäre die Sache nicht der Erwähnung wert. Die Frau mit Kind darf sogar berühmte Männer bitten, sie mögen aus dem Weg gehen. Frauen mit oder ohne Kind haben sich da von Männern sagen zu lassen, was sie dürfen. Dass das auch die Ansicht von Barbara Rosenkranz wiedergibt, ist zu vermuten, sonst hätte sie dieses Zitat nicht ihren Ausführungen vorangestellt.

Innerhalb einer Gesellschaft, in der das Männliche als die ermächtigende Instanz angesehen wird, ist es folgerichtig, dass sich B.R nicht als Autorin bezeichnet, sondern als „Autor". Es ist irreführend, wenn sie, nachdem sie einen Autor zitiert hat, „Hervorhebung durch den Autor"[42] schreibt. Erst recht unklar ist es, wenn sie eine Autorin zitiert und „Hervorhebung durch den Autor"[43] hinzufügt: zwei Autorinnen, aber hervorgehoben hätte *der Autor*?

Eindeutige, klare Begriffe aus W1, die den Wirklichkeitsanteil nicht meinen, den sie nennen, sind im buchstäblichen Sinn des Wortes nicht zurechnungsfähig: Sie dürfen dem, was sie nennen, nicht zugerechnet werden. Barbara Rosenkranz ignoriert ihr eigenes Geschlecht, wenn sie sich als Autor bezeichnet. Weiblichkeit wird aberkannt. Gleichzeitig ist ein Hauptvorwurf ihres (seines, des Autors?) Buches „MenschInnen", Gender Mainstreaming wolle „einen geschlechtslosen Menschen schaffen"[44].

Zu c) Gegenbegriffe ausprobieren:
Ein genauer, klarer Begriff bezeichnet ein bestimmtes, klar begrenztes Stück Wirklichkeit und unterscheidet es dadurch von anderen. Wo sich die Stücke ähnlich sind, werden Differenzierungen hinzugefügt, um sie unterscheidbar zu machen. So werden manche Gewürze scharf genannt, denn es gibt auch milde, die Blumen werden als rot bezeichnet, weil es auch andersfarbige gibt, es gibt gesundes und ungesundes Essen und so weiter. Wenn aber das Gegensätzliche nicht zu finden ist, dann stimmt an der Differenzierung etwas nicht.

Eine oft gehörte Forderung lautet, dass religiöse Gefühle nicht verletzt werden dürfen. Was aber sind *religiöse* Gefühle? Am häufigsten werden Gefühle in angenehme und unangenehme eingeteilt. Die Psychologie kennt auch ursprüngliche und zusammengesetzte Gefühle.[45] Wenn es religiöse Gefühle gibt, was wäre dann das Gegenstück dazu? Sind es weltliche Gefühle? Sind es wissenschaftliche Gefühle? Sind es natürliche Gefühle? Politische? Atheistische? Da wir keinen dieser Gegenbegriffe kennen, wird klärungsbedürftig, was denn da angeblich oder tatsächlich kommuniziert wird, denn es liegt die Vermutung nahe, dass mit dem Begriff *religiöse Gefühle* etwas Unerkanntes transportiert wird.

Bei Ereignissen, nach denen der Aufschrei erfolgt, es wären religiöse Gefühle verletzt worden, ist etwas geschehen, das nach den Vorstellungen und Gesetzen der Religion A nicht hätte sein dürfen. Es ist aber trotzdem geschehen und hat Unruhe ausgelöst.

Tatsächlich ist es beunruhigend, wenn Symbole, die den Menschen wichtig sind, beschädigt oder verspottet werden. Wir kennen das aus der Zeit, in der Bücher verbrannt wurden. Wir kennen das vom Zerstören von Fahnen oder anderen nationalen Symbolen: Sehr oft geht die Beschädigung von Symbolen der Beschädigung von Sachen und der physischen Verletzung von Menschen voraus. Manchmal ist das Lächerlich-Machen von religiösen Inhalten tatsächlich als Drohung gegen Menschen gemeint.

Das hieße aber dann, dass die Verletzung der sogenannten religiösen Gefühle weitgehend einfach Angst gläubiger Menschen ist beziehungsweise Angst und politisches Druckmittel jener religiösen Amtsträger (sehr selten: Amtsträgerinnen), deren (virtueller oder tatsächlicher) Machtbereich beschädigt oder infrage gestellt wurde.

Wenn in Dänemark Karikaturen von Mohammed in einer Zeitung erscheinen, dann ist es unverhältnismäßig, wenn die arabische Welt mit Angst reagiert. Und doch ist es so, dass die Jüdinnen und Juden, als sie von Nazis karikiert wurden, leider triftigen Grund zur Angst um Leib und Leben hatten. Karikaturen, Spott und Hohn sind (geistige, sprachliche, bildliche) Abwertungen[46]. Haben diese ihre

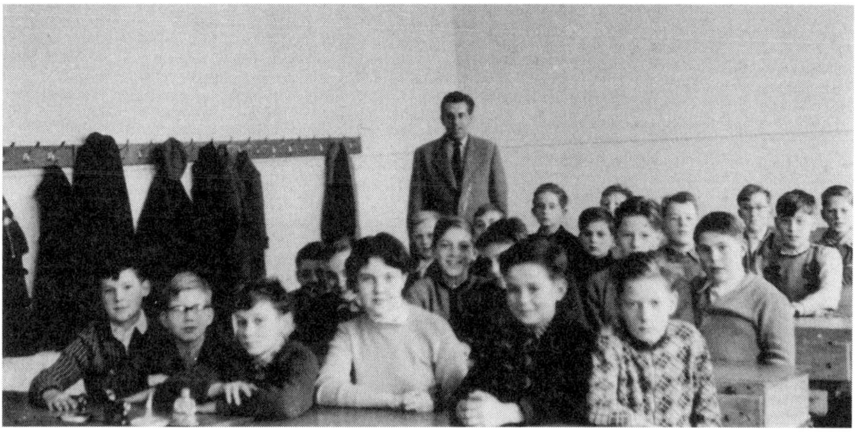

1957, 3. Klasse humanistisches Gymnasium für Knaben in Wr. Neustadt. Schulbesuch mit Dispens, da es damals noch keine Ko-Edukation gab. Rotraud in der ersten Reihe (Mitte).

Wirkung gründlich genug getan, so ist in letzter Konsequenz die Vernichtung – genauer: der Mord – des „Unwerten", wie es dann heißt, bereits lobenswert.

Viele westliche Menschen, mich inbegriffen, haben Angst um Presse- und Redefreiheit. Freiheiten, die vor staatlicher und religiöser Willkür geschützt werden müssen, weil sie Leben schützen können. Wenn die Angelegenheit aber *Verletzung religiöser Gefühle* genannt wird, wären wir in W2. Da kann jede Seite der Sache beliebiges Gewicht zusprechen. Die Gegenseite wäre (respektive: ist) entmündigt, da es um subjektive Einschätzung geht. Das Sich-Berufen auf heilige Bücher ist ein Sich-Berufen auf Autoritäten. Offenbarungen der Religionen waren jeweils, selbst wenn wir annehmen, sie haben so stattgefunden, wie es verbreitet wird, Angelegenheiten einzelner Personen. Dass daraus Machtapparate wurden, ist zwar historische Realität und daher W1, ihre Legitimation ist aber subjektiv und daher aus W2. Selbst wenn eine Donnerstimme in brennender Wolke Hunderten von versammelten Menschen sagt: „Nimm dir das Leben!", und angenommen, alle hätten trotz Schrecksekunde akustisch dasselbe verstanden, so werden die einen hingehen und sich Kuchen, Torten und andere Annehmlichkeiten nehmen, die das Leben so bietet – die Donnerstimme hat ja befohlen, das Leben zu *nehmen* –, andere werden aus dem selben Grund meinen, sich töten zu müssen. Alles, was Offenbarung genannt wird, stößt auf ein begrenztes und deutendes Gegenüber. Die angebliche *Verletzung religiöser Gefühle* ist das Aberkennen von Deutungshoheit, Angst vor physischer Verletzung oder vor Minderung des eigenen Einflusses und der eigenen Macht. Erst nach einer Klärung der Begriffe und ihrer Zuordnung zu W1 oder W2 kann Güterabwägung beginnen – und ein sinnvolles Gespräch.

Ein weites Feld, bei dem das Betrachten der Gegenbegriffe erhebliche gesellschaftliche Ungereimtheiten aufzeigt, ist das Gebiet der Zuordnungen zu Mann oder Frau: Könnte das unbemannte Raumschiff beweibt sein?[47] Wie ermannt sich eine Frau? Wo es um Überprüfung der Symmetrie[48] der Wertigkeit geht, die gesellschaftlich gesehen den Männern beziehungsweise den Frauen *zugesprochen* wird, sind Vergleiche mit dem Gegenpol aufschlussreich. Als beispielsweise das Wahlrecht für Männer erkämpft wurde, hieß das nicht, der Wirklichkeit entsprechend, Männerwahlrecht[49], sondern *allgemeines* Wahlrecht. Erst als auch Frauen wählen durften, wurde es tatsächlich ein allgemeines Wahlrecht. Das ging aber als *Frauenwahlrecht* in die Geschichtsschreibung ein. Die ausführlichen Untersuchungen und Analysen von Maria Pober[50] zu diesen Themen zeigen über zweitausend Begriffe, die Prestige, Macht, Besitz, Entpersönlichung sowie Abwertungen und Aufwertungen asymmetrisch zuschreiben.

Was Menschen immer wieder gleichzeitig erleben, wird in zusammenhängenden neuronalen Netzwerken gespeichert, zum Beispiel: Feuer/heiß/gefährlich. Gegebenenfalls wird das gesamte Netzwerk aufgerufen und die Handlungsaktivierung – im Fall von Feuer: Vorsicht! – springt an, ohne dass das Bewusstsein den Weg dorthin bemerken kann. Da seit vielen Jahrhunderten das Übergeordnete, Göttliche, Allmächtige mit den Begriffen Vater und Sohn, also mit Männlichem verbunden ist, springt die Handlungsaktivierung – Ehrfurcht, Vertrauen, Unterwerfungsbereitschaft – nahezu allen männlichen Akteuren und Nennungen gegenüber mit an. Selbst atheistisch erzogene Menschen haben diese neuronalen Muster gelernt, da sie aus profanierten Zusammenhängen – Kaiser, Könige, Generäle, Chefs etc. – ebenfalls vertraut sind. Alle männlichen Menschen profitieren, ob sie wollen oder nicht, von dem, was patriarchale Dividende genannt wird.

Neue Modelle des egalitären Respekts gegenüber allen Menschen, ohne dass überhaupt erst zwingend hervorgehoben werden muss, ob weiblich oder männlich, lassen sich nicht per Entschluss von heute auf morgen etablieren. Auf dem Weg dahin bleibt uns das Ausprobieren der Gegenbegriffe bei männlichen und weiblichen Bezeichnungen als verlässliche Gradmessung des Fortschritts an Klarheit über die Gleichstellung an Wertschätzung. Was nicht bedeuten soll, dass etwa die Forderung nach gleicher Bezahlung für gleiche Arbeit aus dem Blickfeld geraten darf.

Resümee

Wir müssen wählen.

Klare, realitätsgerechte Sprache ist für Menschen, denen Demokratie, Frieden und die Erhaltung unseres Planeten wichtig sind, unabdingbar. Unabdingbar, weil damit ein Ausdörren der antrainierten a-rationalen und irrationalen Umgangs- und Denkformen einhergeht. Unabdingbar, weil nur dadurch politische und gesellschaftliche Verwirrspiele hintangehalten werden können. Unabdingbar, weil die Verwirklichung von Plänen und Gesetzen diese Sprache braucht. Dann können wir ergiebiger verhandeln, wie wir Welt und Zusammenleben organisieren wollen. Ohne versteckte Machtspiele und Abwertungen. Und hoffentlich mit dem Ergebnis, die brennenden Probleme dieser Welt ohne Selbst- und Fremdtäuschung tatsächlich zu lösen.

Anmerkungen

1 Lay 1986, 8.
2 Perner 2007.
3 Ebenda. Perner nennt das heilsame Sprechen „salutogenes Reden". Zum Begriff s. auch Perner 2006, 226.
4 Ebenda, Untertitel: „Eine Einführung in Gesprächsmedizin – nicht nur für Gesundheitsberufe".
5 Rosenberg 2007.
6 Siehe Lay 1988, 47 f. Lays Nummerierung der „Welten" übernahm ich in „Sorry, Nathan!" (Schrattenholzer 2005). Es hat sich aber während meiner Vorlesungen erwiesen, dass die in diesem Artikel verwendete Nummerierung eingängiger ist. Da sie dadurch für die Praxis rascher zur Verfügung steht, verwende ich von nun an die neue Nummerierung bei gleichen Unterscheidungen.
7 Singer/Ricard 2008, 67.
8 Aus: „The Discourse on the Eighth and Ninth„, übersetzt ins Englische von James Brashler, Peter A. Dirkse, and Douglas M. Parrott. http://www.gnosis.org/naghamm/discorse.html
9 Dante Alighieri: „Die Göttliche Komödie", Paradies, X; 34-48. (Übersetzung: Karl Witte)
10 Singer: http://images.zeit.de/text/2005/20/Glauben-Singer (19.10.2008)
11 Perner 2008, 102.
12 Rauschning 1988, 181.
13 Auch „generisches Maskulinum" genannt. Ausführlich s. Schrattenholzer 2005, 81 ff.
14 Ebenda.
15 Duden 1988, 213.
16 Schrattenholzer 2005, 81; zu Logik vgl. auch Schrattenholzer 1993, 139 ff.
17 Perner 2008, 168.
18 Diese Widerstände und die Gründe dafür sind in klarer und ausführlicher Analyse bei Carola Meier-Seethaler (1992) in „Ursprünge und Befreiungen. Die sexistischen Wurzeln der Kultur" dargelegt.
19 Vgl. Pusch 1990, 24 ff.
20 Perner 2008, 159.
21 Näheres dazu in „Mitwelt oder Umwelt?", Schrattenholzer 2005, 107 ff.
22 Brecht, Bd.22, 74-89.
23 Ebenda, 81.
24 Vgl. die Ausführung Olsons zum Thema „Rassen" in: Olson 2003.
25 Perner 2007, 95.
26 Brecht, Bd.12, 128-267.
27 Eine Suchanfrage an Google mit der Eingabe „der Schoß ist fruchtbar noch" ergab am 12.02.2009 „ungefähr 18.300 Eintragungen", am 23.02.2009 „ungefähr 8.340" und am 07.03.2009 „ungefähr 33.200 Eintragungen". Am letztgenannten Datum betrafen 49 der ersten 50 Eintragungen antifaschistische Aktionen, Texte und Warnungen. Die weiteren habe ich nicht überprüft.
28 Brecht, Bd. 12., 266 und 267.
29 „‚Sager' sorgen: für plakative Sprüche, die sich perfekt für Überschriften eignen." (Perner 2007, 49) „Der ‚Sager' garantiert die Großaufnahme." (Perner 2007, 50) „In ‚Sagern', Bonmots oder Witzen zu denken und zu sprechen, hilft nicht zu mehr Wahrheit" (Perner 2007, 99).
30 Vgl. dazu die ausführlichen Darlegungen von Christa Mulack „Und wieder fühle ich mich schuldig" (Mulack 1993).
31 Diese Nachricht beschäftigte Anfang März 2009 die Medien. Letztendlich wurde die Neunjährige nicht exkommuniziert, „(a)lle anderen an der Abtreibung Beteiligten" aber sehr wohl (Der Standard, 6.3.2009, 10). Überlegungen, was die Vertreter der katholischen Kirche tun würden, hätten sie noch dieselbe politische Macht wie zur Zeit der Inquisition, will ich hier nicht weiter verfolgen. Von einer Exkommunikation des Vergewaltigers war, soweit mir bekannt ist, nicht die Rede.
32 Miller 1981, 110.
33 Z.B. Die Sprüche Salomons, 13, 24; 19,18; 22,15; u.a.
34 S. dazu: Schrattenholzer 1993, 45-64.
35 Perner 2008.

36 Ausführliche Analyse von „Furcht und Elend des Dritten Reiches" in Rockenbauer (Schrattenholzer) 1985, 134-143.
37 Brecht, Bd. 4, 388.
38 „Die Statistiken kommen regelmäßig: Frauen bekommen für die gleiche Arbeit oft deutlich weniger Gehalt als Männer. [...] Im Schnitt verdienen Frauen um 25,5 Prozent weniger als Männer." (Oswald 2009)
39 Rosenkranz 2008.
40 Ebenda, 7. (Hervorhebung im Original)
41 Der so bezeichnete Helmut von Moltke ist österreichischen Leserinnen und Lesern vielleicht nicht ganz so geläufig wie deutschen. Die Niederlage, die er mit den deutschen Truppen 1870 bei Sedan der Armee Napoleon III. zufügte, war der eigentliche Auftakt zur Gründung des Deutschen Reiches.
42 Rosenkranz 2008, 45 und 46.
43 Ebenda, 37.
44 Ebenda, 9.
45 Zusammengesetzte Gefühle entstehen im Zusammenhang mit kulturellen oder privaten Konditionierungen und Konzepten.
46 Eine ausführliche Darstellung dieser Art von Eskalation findet sich im Kapitel „Spott. Angriff auf das Schutzschild Respekt" in: Scharsach, Kuch 2000, 200 f. Vgl. dazu auch die Ausführungen über Walter Ötsch und die „Hass-Sprache" in: Perner 2002, 59 ff.
47 Ausführlich in „Das Patriarchat und die männliche Gleichstellung", Schrattenholzer 2005, 101 ff.
48 Siehe http://www.gendersymmetry.at/ind_theorie.htm, Maria Pober (Zugriff am 23.02.2009).
49 Ebenda.
50 Pober 2007.

Literatur

Brecht, Bertolt (1988): Werke. Große kommentierte Berliner und Frankfurter Ausgabe. Hecht, Werner / Kopf, Jan / Mittenzwei, Werner / Müller, Klaus-Detlef (HG). Berlin/Weimar, Frankfurt a.M.

Dante, Alighieri (1921): Die Goettliche Komoedie. Übersetzung: Karl Witte. Berlin.

Der Duden (1988): Grammatik der deutschen Gegenwartssprache. Band 4. Mannheim/Wien/Zürich. 3., neu bearb. u. erw. Aufl.

Lay, Rupert (1986): Die Macht der Wörter. Sprachsystematik für Manager. München.

Lay, Rupert (1988): Dialektik für Manager. Methoden des erfolgreichen Angriffs und der Abwehr. Reprint der 13. Aufl. Frankfurt a.M.

Miller, Alice (1981): Du sollst nicht merken. Variationen über das Paradies-Thema. Frankfurt a.M.

Meier-Seethaler, Carola (1992): Ursprünge und Befreiungen. Die sexistischen Wurzeln der Kultur. Frankfurt a.M.

Mulack, Christa (1993): Und wieder fühle ich mich schuldig ... Ursachen und Lösung eines weiblichen Problems. Stuttgart.

The Nag Hammadi Library: The Discourse on the Eighth and Ninth. Übersetzt von Brashler, James, Peter A. Dirkse, Douglas M. Parrott. http://www.gnosis.org/naghamm/discorse.html

Olson, Steve (2003): Herkunft und Geschichte des Menschen. Was die Gene über unsere Vergangenheit verraten. Berlin.
Oswald, Günther (2009): Amon: Strafen bei ungleicher Bezahlung. In: Der Standard, 16.3.2009, 7.
Pober, Maria (2007): Gendersymmetrie. Überlegungen zur geschlechtersymmetrischen Struktur eines Genderwörterbuches im Deutschen. Würzburg. (siehe auch http://www.gendersymmetry.at/ind_theorie.htm)
Perner, Rotraud A. (2002): Kultur des Teilens. Einladung zu einem dialogischen Leben. Ein Tagebuch in Briefen samt einer Einführung in die Mesoziation®. Wien.
Perner, Rotraud A. (2006): Die Wahrheit wird euch frei machen. Sexuelle Gewalt im kirchlichen Bereich und anderswo. Prävention. Behandlung. Heilung. Ein Beitrag zur Salutogenese. Wien.
Perner, Rotraud A. (2007): Wort auf Rezept. Gesundheit kommunizieren. Eine Einführung in Gesprächsmedizin – nicht nur für Gesundheitsberufe. Matzen.
Perner, Rotraud A. (2008): Darüber spricht man nicht. Tabus in der Familie. Das Schweigen durchbrechen. 3. Aufl. München.
Pusch, Luise F. (1990): Alle Menschen werden Schwestern. Feministische Sprachkritik. Frankfurt a.M.
Rauschning, Hermann (1988): Gespräche mit Hitler. 2. Aufl. Wien.
Rockenbauer (Schrattenholzer), Elisabeth (1985): Ändert Brecht die Welt? Eine Untersuchung der sieben meistgespielten Stücke von Bertolt Brecht im Hinblick auf die in den Stücken angelegte Aktivierung des Publikums. Dissertation, Wien.
Rosenberg, Marshall B. (2007): Gewaltfreie Kommunikation. Eine Sprache des Lebens. 7. Aufl. Paderborn.
Rosenkranz, Barbara (2008): MenschInnen. Gender Mainstreaming. Auf dem Weg zum geschlechtslosen Menschen. Graz.
Hans-Henning Scharsach, Kurt Kuch (2000): HAIDER. Schatten über Europa. Köln.
Schrattenholzer, Elisabeth (1993): Das Wort und die Tatsachen – oder – Was nehme ich, wenn ich wahrnehme? Wien.
Schrattenholzer, Elisabeth (2005): Sorry, Nathan! Wortblind und Sinntaub. Die Beschädigung des Denkens durch die Sprache des Patriarchats. Wien.
Singer, Wolf/Ricard, Matthieu (2008): Hirnforschung und Meditation. Ein Dialog. Frankfurt a.M.

Notizen von Elfriede Hammerl

Ich höre ihr so gerne zu. Sie analysiert präzise, schlüssig, pointiert, druckreif, flüssig, fesselnd. Keine Banalitäten. Auch ihre Fragen zielen auf den Kern des jeweiligen Problems ab.

Sie ist nie bequem, weder für andere, noch für sich. Wenn sie, intensiv und konzentriert, ernsthaft und unbeirrbar referiert, schont sie niemanden, auch sich selber nicht, sondern spricht aus, was sie für die Wahrheit und für notwendig zu sagen hält. Das irritiert vermutlich manche, die es sich lieber in Ausflüchten und im Verblümten gemütlich machen würden.

Privat ist sie herzlich, anteilnehmend und mitteilsam. Ich erinnere mich an lange, vergnügliche Gespräche, bei Spaziergängen durchs nächtliche Wien, am Telefon oder auch auf der einen oder anderen Veranstaltung, mitten im Menschengetümmel – obwohl wir einander oft lange Zeit nicht sehen, ist sie mir vertraut, ich vertraue ihr (und sie vertraut, denke ich, mir). Das ist nicht selbstverständlich, schon gar nicht in einer Stadt, in der die lässige Intrige kultiviert und Offenherzigkeit gern belächelt wird.

Ich kenne Rotraud A. Perner seit vielen Jahren und damit auch den Weg, den sie gegangen ist, nicht aus naher Beobachtung, aber doch im Wesentlichen. Das Schicksal – wenn dieses problematische Wort gestattet ist – hat sie einerseits mit hoher Intelligenz, Charme und gutem Aussehen beschenkt, aber das Leben hat es ihr nicht immer leicht gemacht. Mit bewundernswerter Energie und Zielstrebigkeit hat sie sich dennoch vorangekämpft. Sie hat Herausforderungen angenommen, Veränderungen in Impulse verwandelt, Verantwortung getragen, beruflich und privat. Immer wieder staune ich über das Arbeitspensum, das sie sich auferlegt und bewältigt.

Sie war und ist ein politischer Mensch, doch von Parteigrenzen hat sie sich längst verabschiedet. Auch das verwirrt manche, die das Glück (oder das Pech) haben, dass sich bei ihnen Zuneigung und Loyalität strikt an ihre jeweilige Parteizugehörigkeit halten.

Ich sehe sie als Unruhestifterin, und zwar als eine, die wir notwendig brauchen. Sie schaut genau hin, wie wir miteinander umgehen, sie bezieht Stellung, und sie will andere dazu bringen, ebenfalls hinzuschauen, nachzudenken und Stellung zu beziehen.

Liebe Rotraud, ich wünsche dir viel Kraft, Unverdrossenheit und Lebensfreude zum 65er und mir, dass du noch lange weiter für Unruhe sorgst.

Astrid Deixler-Hübner

Gelungene Reformen – Reformbedarf der Familiengesetzgebung im Geschlechterdiskurs

I. Überblick über die geschichtliche Entwicklung des Familienrechts

Gerade das Familienrecht spiegelt wie kein anderes Rechtsgebiet die gesellschaftliche Entwicklung und Wertvorstellungen wider, was besonders im Kontext der Geschlechterparität gilt. Zuweilen hinkt der Gesetzgeber den gesellschaftlichen Entwicklungen hinterher, zuweilen übernimmt das Gesetz aber auch Vorbildfunktion und setzt neue Impulse für eine Änderung der gesellschaftlichen Wertvorstellungen. Gerade in den letzten Jahrzehnten seit dem Ende der 70er Jahre des 20. Jahrhunderts hat sich in den Köpfen der Menschen offenbar ein rapider Wertewandel vollzogen, der sich auch in der Reformgesetzgebung sehr deutlich gezeigt hat. Bis zu diesem Zeitpunkt herrschten im Familienrecht durch Rollenfixierungen extrem konservative Wertvorstellungen und es zeigte sich ein allzu deutlicher Niederschlag männlichen Hegemoniebestrebens.

Die Rechtsstellung der Frau war im Lauf der Geschichte eine immer untergeordnete, doch war diese Unterordnung einmal strenger gehandhabt, in anderen Zeiten auch wieder gelockert. Im älteren germanischen Recht hatte der Mann – analog dem römischen Recht – ein vollkommenes Herrschaftsrecht über die Frau, er konnte sie verstoßen, veräußern, sogar töten. Eine Abschwächung erfuhr dieses Recht nur durch die Sippe der Frau. Im Mittelalter und der Neuzeit sickerten immer mehr kirchliche Vorstellungen in das Rechtsleben ein. Die Kirche rüttelte nicht an der weiblichen Unterordnung, sondern verstärkte diese – getreu der paulinischen Eheauffassung – ganz im Gegenteil noch[1]. Das Emanzipationsbestreben der Frauen im Mittelalter wurde in der Neuzeit wieder zurückgedrängt, und es kam teilweise zu einem Wiederaufleben der Geschlechtsvormundschaft. Das vernunftrechtliche Naturrecht stellte dann zwar deutliche Forderungen nach staatlicher Gestaltung des Eherechts auf – nicht zuletzt aufgrund der höherrangigen Staatsinteressen –, die Unterordnung der Frau wurde freilich dadurch nicht beseitigt. Das ABGB von 1811[2] basierte zwar auf der Theorie des Vernunftrechts, das die Gleichheit aller Menschen betonte, doch wurde dieser Gleichheitsgedanke dadurch relativiert, dass man die Unterordnung der Frauen nun vernunftrechtlich durch vergleichende Psychologie der Geschlechter erklärte[3]. Man betonte die Schwachheit des weiblichen Geschlechts und konnte dadurch die unterschiedliche Rechtsstellung von Mann und Frau rechtfertigen. Das ABGB von 1811 kannte keine obligatorische Zivilehe, sondern ein dreifach gegliedertes Eherecht für Katholiken, Protestanten und Juden. Als Errungenschaft dieses Vernunftrechts bestand der Fortschritt des ABGB von 1811 darin, dass das sogenannte „eheherrliche Straf- und Züchtigungsrecht" gegenüber der Ehegattin abgeschafft wurde. Im Gegensatz zum französischen code civile kannte es auch keine grundsätzliche Beschränkung der Handlungsfähigkeit der Frau. Im Bereich der persönlichen Rechtswirkungen der Ehe war zumindest ein Teil der Rechte und Pflichten der Ehegatten gleich, vor allem die Pflicht zur anständigen Begegnung, zu ehelicher Treue, zu unzertrennlicher Gemeinschaft und zu gegenseitigem Beistand (§§ 44 und 90 ABGB). Hinsichtlich der übrigen Rechte und Pflichten war die Rechtsstellung der Ehegatten hingegen ungleich, wobei sich die Legisten des ABGB[4] entsprechend ihren vernunftrechtlichen Vorstellungen bemühten, von einem ausgewogenen System von Vorrechten bzw. Benachteiligungen auszugehen, indem jene des Mannes auf einem Gebiet solchen der Frau auf einem anderen Gebiet gegenüber gestellt wurden. Nach § 91 ABGB war der Mann das Haupt der Familie und besaß ein häusliches Leitungsrecht, musste aber der Frau gemäß seinen Vermögensverhältnissen den anständigen Unterhalt verschaffen und sie, sofern sie dies wollte, nach außen vertreten. Nach § 93 ABGB erhielt die Frau den Namen des Mannes und auch die Rechte seines Standes. Sie musste ihm jedoch an seinen jeweiligen Wohnsitz folgen. Auch war sie verpflichtet, den Haushalt zu führen und im Erwerb des Mannes unentgeltlich mitzuarbeiten. Einer eigenen Erwerbstätigkeit konnte die Frau mit Zustimmung des Mannes nur soweit nachgehen, als dadurch die Erfüllung ihrer Pflicht als Ehefrau und Mutter nicht behindert wurde. In Wahrheit war man daher weit davon entfernt, von einem ausgewogenen Verhältnis von Rechten und Pflichten der Ehegatten ausgehen zu können. Durch das eheliche Leitungsrecht konnte der Mann nämlich ganz wesentlich in den Lebensbereich seiner Frau eingreifen: So entschied im Fall des Dissenses der Ehegatten in gemeinschaftlichen ehelichen Angelegenheiten die Meinung des Ehemanns. Praktische Auswirkung dieses Leitungsrechts war es, dass der Ehemann die Höhe des Haushaltsbudgets bestimmte, die Wohnungseinrichtung, die Zeit der häuslichen Mahlzeiten und die Verteilung der Arbeiten im Haus. Er konnte seiner Gattin auch untersagen, Besuche in der ehelichen Wohnung zu empfangen, die geeignet waren, die häusliche Ordnung zu stören. Den Ausgleich für all diese Benachteiligungen sowie für die Verpflichtung zur Haushaltsführung stelle, so wurde vielfach argumentiert, die Bevorzugung der Frau im Unterhaltsrecht dar. Aufgrund ihres absoluten Unterhaltsanspruchs sei die Ehefrau finanziell abgesichert und müsse keiner Erwerbstätigkeit nachgehen. Dieses „Vorrecht" der Frau war jedoch in vielen Fällen nur ein scheinbares. Oft war die Frau nämlich aus ökonomischen Gründen gezwungen[5] dennoch einer Beschäftigung nachzugehen. Während die Rechtsprechung, wenn es um die Privilegien des Ehemanns ging, meist stark an der überlieferten Auslegung festhielt, zeigte sie sich gerade auf dem Gebiet des Unterhaltsrechts äußerst flexibel. Seit 1924 vertrat der OGH nämlich die Auffassung, dass die Ehefrau eine subsidiäre Unterhaltspflicht gegenüber ihrem Mann trifft. Dies wurde in der Folge noch dahingehend ausgedehnt, dass für eine Frau die Pflicht zur Aufnahme einer Erwerbstätigkeit dann bestand, wenn die Erwerbsmöglichkeiten des Mannes zur Sicherung der Existenzgrundlage der Familie nicht ausreichten.

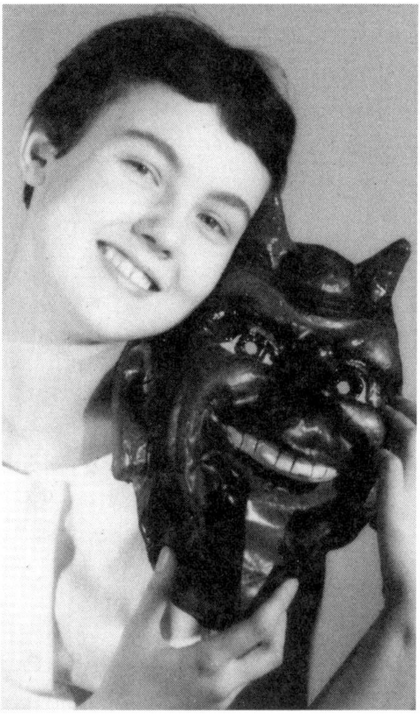

1962, Rotraud mit Teufelsmaske unmittelbar nach der Matura (mit Auszeichnung) am human. Knabengymnasium in Wr. Neustadt

Auch im Kindschaftsrecht waren die Rechte und Pflichten den Kindern gegenüber geschlechtsspezifisch aufgeteilt. Während die Leistung des Kindesunterhalts dem Vater oblag, war die Mutter für die Pflege des Körpers und der Gesundheit des Kindes rechtlich verantwortlich (§ 141 ABGB). Die Kinder erhielten den Namen des Vaters (§ 146 ABGB), der auch für die gesetzliche Vertretung und für die Verwaltung des Kindesvermögens zuständig war. Diese „väterliche Gewalt" ging nicht einmal nach dem Tod des Vaters automatisch auf die Mutter über. Der Vater konnte testamentarisch einen Vormund bestellen, sonst übte diese Aufgabe vor allem der väterliche Großvater aus. Die Entrechtung der Frau im Kindschaftsrecht und die Verfügungsgewalt des Vaters zeigten sich besonders krass bei der Adoption. Gem. § 181 ABGB war nur die Einwilligung des Vaters für die Adoption eines ehelichen Kindes erforderlich. Dieser konnte daher auch gegen den erklärten Willen der Mutter die Zustimmung zur Adoption erteilen. Diese benachteiligende Bestimmung wurde erst durch die Reform des Adoptionsrechts im Jahr 1969 beseitigt.

Auch auf dem Gebiet des Ehegüterrechts war die Frau krass benachteiligt. Grundsätzlich bestand zwischen den Ehegatten zwar Gütertrennung, doch wurde im Zweifel vermutet, dass der Erwerb vom Manne herrührt (§ 1237 ABGB). Sofern ihm die Ehegattin nicht widersprach, galt die rechtliche Vermutung, dass sie ihrem Ehemann die Verwaltung ihres freien Vermögens anvertraut habe (§ 1238 ABGB). Der Ehemann hatte auch praktisch ein Fruchtgenussrecht an ihrem Vermögen, da er über die während der Verwaltung bezogenen Nutzungen keine Rechnung legen musste (§ 1239 ABGB).

Bereits zu Beginn des 20. Jahrhunderts gingen von der Frauenbewegung Reformimpulse aus, die auf eine Gleichstellung von Mann und Frau im Familienrecht abzielten.[6] Diese Bemühungen zeigten zunächst jedoch keine Früchte. Lediglich die Teilnovellen von 1914 und 1916 brachten einige, aber nicht besonders wesentliche Änderungen für die Frauen. In der ersten Republik gingen weitere Reformimpulse von den sozialdemokratischen Frauen aus, vor allem die Abgeordnete Adelheid Popp brachte 1925 und 1927 mehrere Gesetzesentwürfe ein, die eine völlige Gleichstellung von Frau und Mann beinhalteten. Diese Initiativanträge wurden im Justizausschuss des Nationalrats aber überhaupt nicht behandelt[7]. In der Ära des Nationalsozialismus wurde das Ehegesetz 1938 in Österreich verankert. Dieses brachte jedoch nur Änderungen auf dem Gebiet des Eheschließungs- und besonders des Ehescheidungsrechts. Vor allem führte es die obligatorische Zivilehe ein. Erst ab 1938 gab es auch für Katholikenehen die Möglichkeit einer Scheidung. Bis zu diesem Zeitpunkt waren diese Ehen unauflöslich, es bestand nur die Möglichkeit einer Scheidung von Tisch und Bett, die aber das Eheband unangetastet ließ. Nach dem 2. Weltkrieg setzte der damalige Justizminister Tschadek zwar eine Juristenkommission zur Reform des Familienrechts ein, deren Ergebnisse 1951 in die Richtlinien des Bundesministeriums für Justiz flossen. Diese Richtlinien, die eine völlige Gleichstellung von Mann und Frauen vorsahen, stießen aber auf vehementen Widerstand der bürgerlichen und konfessionellen Frauenorganisationen der ÖVP, der Kirchen- und Religionsgemeinschaften, der Kammern der Selbständigen und auch der Mehrheit der universitären Juristen. Nach längerem Tauziehen gelang der Durchbruch erst durch das Ehewirkungsgesetz 1975. Erst 1975 (!) konnte das patriarchale Familienmodell durch das Partnerschaftsmodell abgelöst werden. Dem Grundgedanken der Gleichberechtigung folgend, wurde auch das Kindschaftsrecht 1977 reformiert. Dieses ersetzte die väterliche Gewalt durch ein System von gleichen Rechten und Pflichten beider Elternteile gegenüber ihren Kindern. Weitere Novellierungen fanden im Jahr 1978 statt, die Änderungen im Ehegattenerbrecht, Ehegüterrecht und Ehescheidungsrecht brachten. Im Ehegüterrecht wurden die beiden Vermutungen, dass der Erwerb im Zweifel vom Mann herrühre und dass die Frau ihrem Mann die Verwaltung ihres freien Vermögens anvertraut habe, aufgehoben. Die Reform des Scheidungsrechts brachte die einvernehmliche Scheidung. Erst das Kindschaftsrechtsänderungsgesetz 1989 schaffte eine geschlechtsspezifische Diskriminierung der unehelichen Mutter ab. Damit wurde die sogenannte Amtsvormundschaft beseitigt und der Mutter stand bereits ab Geburt ihres Kindes die alleinige Obsorge zu. Das Eherechtsänderungsgesetz 1999 verstärkte das partnerschaftliche Prinzip noch dadurch, dass im Gesetz explizit der Passus aufgenommen wurde, wonach die Haushaltsführung, die Erwerbstätigkeit, die Beistandsleistung und Obsorge einvernehmlich mit dem Ziel „voller Ausgewogenheit der Beiträge“ gestaltet werden soll (§ 91 ABGB nF)[8].

Mit dem geplanten Familienrechtsänderungsgesetz 2008 in der vorangegangenen Gesetzgebungsperiode sollten Modernisierungen vorgenommen und Rechtslücken geschlossen werden. Mit dem geplanten Lebenspartnerschaftsgesetz sollten auch gleichgeschlechtliche Paare ihre Partnerschaft auf eine rechtliche Grundlage stellen können. Diese Reformvorhaben blieben leider aufgrund der vorzeitigen

Regierungsbeendigung unverwirklicht. Ein weiteres Familienrechtsänderungsgesetz mit Novellierungen – vor allem im Bereich der „Patchworkfamilie" und der Vermögensaufteilung nach der Scheidung – soll in einem zweiten Anlauf aber nun bis 2010 verwirklicht werden.

II. Geglückte Reformierungen – Reformbedarf

Gesellschaftliche Leitbilder sind einem stetigen Wertewandel unterworfen. Besonders in den letzten Jahren hat sich das traditionelle Familienbild erheblich verändert. Die aktuell geführten Diskussionen auf gesetzlicher und politischer Ebene in ganz Europa erweitern den klassischen Familienbegriff kontinuierlich. Aufgrund der sehr stark steigenden Scheidungsraten[9] sind Singlehaushalte, Patchworkfamilien und AlleinerzieherInnen stark im Zunehmen begriffen. Auch die Anzahl der Paare, die unverheiratet zusammenleben, ist in den letzten Jahren signifikant angestiegen.

In Hinblick auf „Gender Mainstreaming" kann es nicht bloß um formale Gleichstellung im Gesetz gehen, es ist vielmehr die Lebenswirklichkeit insoweit miteinzubeziehen, als bestimmte Gesetze Frauen in intensiverer Weise betreffen. Im vorliegenden Beitrag soll daher der Versuch unternommen werden, anhand einiger Beispiele jene Bereiche aufzuzeigen, die der Gesetzgeber bereits in vorbildlicher Weise auf eine vom Gleichheitsgedanken getragene rechtliche Basis gestellt hat, aber auch solche Bereiche, in denen noch Reformbedarf besteht.

II.I. Vorbildhafte Familienrechtsgesetzgebung

1. Gesetzliche Regelungen zur Eindämmung der (häuslichen) Gewalt

Unter dem Schlagwort „Schutz vor Gewalt in der Familie" wurde 1997 ein neues Gesetz beschlossen, das hinsichtlich des Auftrags zum Verlassen der Wohnung einschneidende Änderungen brachte. Mit dem 1997 geschaffenen Gewaltschutzgesetz nahm Österreich in Europa eine Vorreiterrolle ein. Wurde bis zu diesem Zeitpunkt das Problem der häuslichen Gewalt, das sich durch alle Gesellschaftsschichten zieht, eher totgeschwiegen, so hat der Gesetzgeber mit der Schaffung eines rechtlich effizienten Instrumentariums einen mutigen Schritt gesetzt. Im Vorfeld der Gesetzwerdung haben auch viele ausländische Arbeitsgruppen – etwa aus Deutschland, Dänemark oder Frankreich – Österreich zu Studienzwecken aufgesucht. Vor allem Deutschland diente das Gewaltschutzgesetz damals als Vorlage für sein geplantes Gesetz.

Diese Bestimmungen zum Schutz vor häuslicher Gewalt finden sich seither in den §§ 382b, 382c, 382d EO und § 38a SPG. Bei Gefahr in Verzug sollte durch ein Ineinandergreifen von sicherheitspolizeilicher Wegweisung und Erwirkung einer einstweilige Verfügung zu beantragen, sichergestellt. Danach hat das Gericht einer Person, die einem nahen Angehörigen durch einen körperlichen Angriff, eine Drohung mit einem solchen oder ein die psychische Gesundheit erheblich beeinträchtigendes Verhalten das weitere Zusammenleben unzumutbar macht, das Verlassen der Wohnung und deren unmittelbaren Umgebung aufzutragen und die Rückkehr in die Wohnung zu verbieten, sofern diese der Befriedigung seines dringenden Wohnbedürfnisses dient (§ 382b Abs. 1 EO). Außerdem kann das Gericht auf Antrag einer Person aus dem familiären Kreis den Aufenthalt und die Kontaktaufnahme an bestimmt zu bezeichnenden Orten unter diesen Voraussetzungen verbieten (§ 382b Abs. 2 EO). Hier ist aber im Gegensatz zu den einstweiligen Verfügungen nach § 382b Abs. 1 eine Interessensabwägung zwischen den Parteien vorzunehmen[10]. Voraussetzung für die Erlassung einer eV ist die gerichtliche Erstellung einer Gefahrenprognose. In einem beweglichen System sollen vor allem folgende Kriterien einfließen: die konkreten Lebensumstände der Angehörigen, das Verhalten des Antragsgegners, früher gesetzte Gewalttaten und das Wohl der im Haushalt lebenden Kinder. Es ist auch darauf abzustellen, wie massiv das Verhalten des Gewalttäters war und welche Folgen daraus resultierten[11].

Mit der EO-Novelle 2003[12] wurde dieses Rechtsinstitut auf einen weiteren Personenkreis ausgedehnt und vor allem die Durchsetzung durch eine Kooperation zwischen Gerichten und Sicherheitsbehörden noch weiter erleichtert. Während bis zu dieser Novelle der Kreis der Angehörigen gesetzlich ganz genau definiert war, wodurch es immer wieder zu Rechtslücken gekommen ist, wurden seither abstrakt unter nahen Angehörige iSd § 382b Abs. 1 und 2 jene Personen verstanden, die mit dem Antragsgegner in einer familiären oder familienähnlichen Gemeinschaft leben oder gelebt haben. Die kasuistische Beschreibung des Personenkreises erwies sich vor allem deshalb als lückenhaft, weil zwar der Lebensgefährte als naher Angehöriger galt, aber dann, wenn die Lebensgemeinschaft aufgehoben war und der ehemalige Lebensgefährte in die Wohnung der Antragstellerin zurückkehrte, das Gesetz nach dem strengen Gesetzeswortlaut nicht mehr auf ihn angewendet werden konnte[13]. Seit 1.1.2004 ist der Gewaltschutz auch nicht mehr von Befristungen abhängig. Die bis dahin vorgesehene Frist von drei Monaten, die höchstens seit der Auflösung der familiären Gemeinschaft verstrichen sein durfte, wurde beseitigt und somit dieses starre Korsett gelockert.

In einem nächsten Schritt soll mit dem 2. Gewaltschutzgesetz 2009 abermals eine Erweiterung der Schutzbestimmungen von Gewalt in Wohnungen insoweit erreicht werden[14], als der Gewaltschutz ohne jegliche Beschränkung des persönlichen Anwendungsbereichs sichergestellt werden soll. Gewaltschutz soll mithin in Zukunft nicht nur im höchstpersönlichen Umfeld, sondern jedermann zur Verfügung stehen, wenn im Zusammenleben ein gefährdendes Verhalten gesetzt wird und der Antragsteller ein dringendes Wohnbedürfnis nachweisen kann – etwa in Studentenheimen. Auch soll in Hinkunft eine einstweilige Verfügung auf Wegweisung unabhängig von einem Rechtfertigungsverfahren – etwa Scheidungsverfahren oder Verfahren zur Klärung der Nutzungsberechtigung an der Wohnung beantragt werden können. Mit dem GeSchG 2009 wird nun in eigens geregelten Bestimmungen zwischen dem Schutz vor Gewalt in Wohnungen und einem allgemeinen Schutz vor Gewalt durch ein Aufenthalts- oder Kontaktverbot differenziert. Während die Wegweisung und das Rückkehrverbot für sechs Monate bestehen, kann das Aufenthalts- und Kontaktverbot für ein Jahr ausgesprochen

maskenhafte madonna
obwohl du elektrogeschockt bist unter den weibern
wandere ich gern deinen sehast hinauf
mit gläsernen fingern taste ich mich in dein traumzentrum
und bringe dann das rundherum zu schöner explosion
niedergespritzt mit kostbaren toxinen ruht nun dein leib
und watte quillt aus deinem mund
ein prinzipielles halleluja auf den verdorrten lippen
attackiere ich dein vasomotorisches system
jetzt bin ich eine grün schillernde mikrobe
die dir krankheit spendet und dein transplantiertes herz heimsucht
die manchmal auch in deinem unterleib
nach ungeheuren novitäten recherchiert
wo aber nistete das gen
das sich glorreich potenzierte im grausigen blühen der blumen
oh das entsetzliche gutsein der liebenden
oh der klassische koitus königlicher kinder
das schöne heulen unterbezahlter kastraten
das schwelende istgleichzeichen des lebens
das grüne verwesen eines gestorbenen hauptes
jajajajajaja wölfin
in knisterndes blitzlicht gekettet
traumwandelst du über den laufsteg deiner eigenen identität
ahnungslos
denn die atome schwingen im ewigen rhythmus weiter
o parasympathikus
du schöne faser aus nerven, fett und gold
mein hirn sendet immer noch signale aus
die irgendwo im erigierten fleisch zerschellen
der interstellare count down hat auch an deinen fasern gezehrt
lassen wir doch die syllogismen sich selber beweisen
gehen wir und bauen wir neuerdings ein denkmal aus sich ineinander-
bäumendem fleisch
kugeln aus fleisch
mit acht extremitäten nämlich
sind mächtiger als gott und sein neidischer atomblitz
wir nährten unsere elitekörper bei diffizilen symposien
und durften dann nisten in den achselhöhlen der ewigkeit

für rotraud von malte

1968, „für rotraud von malte", gewidmet von Dr. Malte Olschewski, Redakteur beim NÖ Volksblatt, später der Vermummte beim legendären Uni-Happening von Otto Mühl und Günter Brus, im Oktober Trauzeuge Rotrauds

und sogar bei Zuwiderhandeln noch um ein weiteres Jahr verlängert werden. Wird aber gleichzeitig mit der beantragten eV ein Scheidungs- oder Aufteilungsverfahren bzw. ein Verfahren zur Klärung der Nutzungsberechtigung an der Wohnung anhängig gemacht, so währt diese eV bis zum Ende dieses Verfahrens.

Ein weiterer Meilenstein gegen die Eindämmung der Gewalt durch Verfolgung, Belästigung oder Bedrohung einer anderen Person gegen deren Willen wurde mit dem „Anti-Stalking-Gesetz" 2006 gesetzt. Bis dahin war eine Subsumtion von Stalking-Fällen unter das bisher bestehende strafrechtliche Instrumentarium nur in schweren, durch Gewaltausübung gekennzeichneten Fällen möglich. Durch das Anti-Stalking-Gesetz wurde mit § 107a StGB nicht nur ein eigener Strafrechtstatbestand geschaffen, sondern auch flankierende Maßnahmen – wie etwa ein zivilrechtlicher Anspruch auf Unterlassung von Eingriffen in die Privatsphäre und die Möglichkeit der Erlassung einstweiliger Verfügungen. Diese unter Strafe gestellte beharrliche Verfolgung wird nach dem österreichischen Recht – schon aus Bestimmtheitserwägungen – in einzelnen Tatbeständen explizit genannt. Diese Begehungsformen erfolgen entweder im Aufsuchen der körperlichen Nähe oder durch mittelbare Kontaktaufnahme – unter Verwendung sonstiger Kommunikationsmittel – oder durch missbräuchliche Verwendung personenbezogener Daten des Opfers, indem in seinem Namen entweder Waren oder Dienstleistungen bestellt oder Dritte veranlasst werden, mit dem Opfer in Kontakt zu treten. Diese Handlungen müssen „längere Zeit hindurch fortgesetzt" werden, sodass die Lebensführung des Opfers unzumutbar beeinträchtigt wird. Die Beeinträchtigung ist an Hand einer objektiven Interessensabwägung zu ermitteln. Mit dem 2. GeSchG wurden auch in diesem Bereich kleinere Änderungen verankert.

2. Strafbarkeit von Zwangsehen

Art. 12 EMRK normiert das unter seinen Schutz gestellte Recht auf Eheschließung und Familiengründung: „Mit Erreichen des Heiratsalters haben Männer und Frauen das Recht, eine Ehe einzugehen und eine Familie nach den nationalen Gesetzen, die die Ausübung dieses Rechts regeln, zu gründen." In Österreich steht die 1958 ratifizierte Europäische Menschenrechtskonvention seit diesem Zeitpunkt rückwirkend im Verfassungsrang und stellt daher die Bedingung für alle rangniedereren Rechtsnormen dar. Aus der Fassung des Art. 12 EMRK „... das Recht eine Ehe einzugehen und eine Familie zu gründen ..." ist ableitbar, dass diese Bestimmung auch das Recht auf freie Wahl des Ehepartners einräumt. Dieser Umstand ist auch Tatbestandsmerkmal der nationalen Rechtsordnungen für eine rechtsgültige Eheschließung. Sowohl der Begriff „Recht" als auch jener von „Eingehen" implizieren schon ein Willenselement. Insofern geht auch aus Art. 12 EMRK trotz Fehlens eines expliziten Hinweises mE eindeutig das Recht auf freie Wahl des Ehepartners hervor. Im österreichischen Recht ist die freie Wahl des Ehepartners ein zwingender Umstand für eine rechtsgültige Eheschließung und in § 17 Abs. 1 EheG normiert. Danach wird eine Ehe dadurch geschlossen, dass die Verlobten vor dem Standesbeamten persönlich und bei gleichzeitiger Anwesenheit erklären, die Ehe miteinander eingehen zu wollen.[15] Das Erreichen des Heiratsalters setzt in Österreich grundsätzlich mit Vollendung des 18. Lebensjahrs (§ 1 Abs. 1 EheG) ein. Hat aber eine Person – gleichgültig ob weiblichen oder männlichen Geschlechts[16] – das 16. Lebensjahr vollendet und wird sie auf ihren Antrag hin für ehemündig erklärt, so ist die Eheschließung zulässig, wenn der zukünftige Partner bzw. die Partnerin volljährig ist und sie selbst für eine Ehe reif erscheint (§ 1 Abs. 2 EheG).

Obwohl die freie Wahl des Ehepartners in Österreich einen zwingenden Tatbestand darstellt, kommt es in der Praxis zunehmend zu Zwangsverheiratungen von in Österreich lebenden muslimischen Frauen. Zwangsehen betreffen in Österreich häufig Immigrantenfamilien. Rein formal betrachtet liegt eine Zwangsheirat dann vor, wenn einer der Partner mit der Verheiratung nicht einverstanden ist und seine Zustimmung zur Eheschließung nicht gegeben hat bzw. sich zu dieser Ehe genötigt fühlt. Die Abgrenzung zu einer „arrangierten Ehe" ist oft fließend, weil es im Einzelfall höchst subjektiv ist, inwieweit ein Druck als Zwang empfunden wird. Eine eindeutige Zwangsheirat ist aber bei Anwendung jedweder – physischer oder psychischer – Gewalt anzunehmen, vor allem auch, wenn ein sogenannter „Wali mudschbir" die Ehe gegen den ausdrücklichen Willen der Frau schließen lässt[17]. Weigert sich eine Frau mit dem für sie bestimmten Mann eine Ehe einzugehen, so sind die familiären Sanktionen oft sehr massiv und reichen von Beschimpfungen und Drohungen bis hin zu Ehrenmorden, über die auch zunehmend medial berichtet wird. Auf diesen Umstand reagierte daher der Gesetzgeber auf strafrechtlicher Ebene, indem er mit dem StRÄG 2006 in § 106 StGB eine Qualifikation der schweren Nötigung verankerte. Danach ist derjenige strafrechtlich zu verfolgen, der eine andere Person mit Gewalt oder gefährlicher Drohung zur Eheschließung mit sich oder einem Dritten nötigt. Die Nötigung zur Eheschließung mit dem Täter selbst, war in Österreich nämlich auch schon bisher als Ehenötigung gem. § 193 aF StGB strafbar.

II.II. Reformbedarf

Auf einigen rechtlichen Gebieten besteht noch Reformbedarf, dort eilt die gesellschaftliche Entwicklung offenbar dem aktuellen Gesetzesstand weit voraus.

1. Ehebegriff

Gem. § 44 ABGB werden die Familienverhältnisse durch den Ehevertrag begründet. Danach erklären „zwei Personen verschiedenen Geschlechts gesetzmäßig ihren Willen, in unzertrennlicher Gemeinschaft zu leben, Kinder zu zeugen, sie zu erziehen und sich gegenseitig Beistand zu leisten". Diese Bestimmung entspricht noch der Urfassung des ABGB aus 1811 und somit keineswegs mehr der heute gelebten Ehe, sodass eine Gesetzesänderung schon längst überfällig ist. Trotz des Lebenszeitprinzips besteht nämlich für die Ehegatten das Recht auf Scheidung. Die eheliche Gemeinschaft ist in Österreich – seit Einführung des EheG 1938 durch die Möglichkeit einer Scheidung auch für Katholiken – legal aufhebbar. Das Recht auf Scheidung ist mE auch verfassungsrechtlich garantiert. Zwar gewähren weder Art. 8 EMRK, noch Art. 12 EMRK ein explizites Grundrecht auf Scheidung oder Ehetrennung, doch nahm bereits der EGMR[18] bei einem gesetzlichen Ausschluss einer Scheidung eine unverhältnismäßige Beschränkung des Rechts auf Wiederverheiratung gemäß Art. 12 EMRK an, sodass die rechtliche Möglichkeit einer Ehescheidung von einem Vertragsstaat sehr wohl zu garantieren ist.[19] Das Scheidungsverbot der katholischen Kirche wird daher als verfassungswidrig und gegen den ordre public verstoßend eingestuft.[20] Weil die grundsätzliche Möglichkeit einer Scheidung besteht, ist das Wort „unzertrennlich" überflüssig geworden und sollte in der nächsten Eherechtsreform ersatzlos gestrichen werden. Auch der Wille „Kinder zu zeugen" ist mE keine Voraussetzung für eine Eheschließung. Es können ja auch Partner heiraten, denen es offensichtlich biologisch nicht (mehr) möglich ist, Kinder zu zeugen.[21] Nach der Lebenswirklichkeit entschließen sich immer mehr Paare auch freiwillig zur Kinderlosigkeit der Ehe. § 48 EheG, der noch explizit die Verweigerung der Fortpflanzung als Scheidungsgrund normierte, wurde mit dem EheRÄG 1999 als eigene Bestimmung beseitigt. Nach der überwiegenden Meinung stellt aber die beharrliche Weigerung eines Ehegatten, Nachkommen zu zeugen oder zu empfangen, nach wie vor eine Eheverfehlung dar, die in den allgemeinen Tatbestand des § 49 EheG zu subsumieren ist und daher zur Ehescheidung führen kann.[22]

Die Regelung, wonach eine Ehe nur von Personen „unterschiedlichen Geschlechts" eingegangen werden kann, ist in näherer oder fernerer Zukunft ebenfalls diskussionswürdig. Auch für gleichgeschlechtliche Paare sollte die rechtliche Möglichkeit einer Eheschließung oder zumindest zum Eingehen einer gesetzlich geregelten Partnerschaft geschaffen werden. Im Zug eines nächsten Reformvorhabens ist es daher höchste Zeit, § 44 ABGB zeitgemäß umzugestalten und so ein einheitliches Rechtssystem herbeizuführen.

2. Regelung der nichtehelichen Lebensgemeinschaft

In Österreich bestehen derzeit keine einheitlichen Regelungen der nichtehelichen Lebensgemeinschaft, sondern nur punktuelle Bestimmungen, die diesen Begriff als Tatbestandsmerkmal aufweisen. Lebensgefährten sind teilweise in den Angehörigenbegriff subsumiert, teilweise sind sie allerdings vom gesetzlichen Angehörigenbegriff auch wieder nicht erfasst. In einer nichtehelichen Lebensgemeinschaft besteht nach aktueller Rechtslage vor allem kein gesetzliches Unterhalts- oder Erbrecht, kein explizites Zeugnis- und Entschlagungsrecht im Zivil- oder Verwaltungsverfahren. Lebensgefährten haben weiters kein gesetzliches Besuchs- und Auskunftsrecht in Krankenhäusern, keinen Anspruch auf Pflegefreistellung bzw. Hospizkarenz, kein Verständigungs- und Beiziehungsrecht im Fall einer Festnahme. Bei Auflösung einer Lebensgemeinschaft ist eine Übertragung des Mietrechts nicht zulässig, außer es besteht ein vertragliches Weitergaberecht mit dem Vermieter. Auch eine Pensionsversicherung ist für Lebensgefährten nicht gesetzlich normiert. Im österreichischen Recht existiert auch keine generelle Legaldefinition des Begriffs der nichtehelichen Lebensgemeinschaft. Zur Begriffsbildung wird daher einerseits auf die marginalen gesetzlichen Bestimmungen zurückgegriffen, anderseits aber auch auf die Judikatur. Die Rechtsprechung orientiert sich derzeit an drei Kriterien der Eheähnlichkeit, nämlich einer Wohn-, Wirtschafts- und Geschlechtsgemeinschaft. Die Lebensgemeinschaft beschränkt sich jedoch nicht allein auf die rein materielle Seite, sondern es wird vor allem auf partnerschaftliche oder familiäre Bindungen abgestellt. Dabei geht es vor allem um die Anteilnahme an den alltäglichen Sorgen und Nöten des anderen bzw. um seelische Unterstützung.[23]

Im Zivilrecht ist die Lebensgemeinschaft vor allem in § 14 MRG geregelt, wonach der Lebensgefährte nach dem Tod seines Partners in das Mietrecht eintreten kann. Jüngst hat der OGH entschieden, dass nun auch grundsätzlich gleichgeschlechtliche Partnerschaften von dieser Bestimmung erfasst sind.[24] Seit dem WEG

2002 können zwei natürliche – gleich- oder verschiedengeschlechtliche – Personen gemeinsam Wohnungseigentum erwerben (§ 2 Abs. 10 WEG). Lebt der Versicherte mit seinem Lebensgefährten seit mindestens zehn Monaten in einer Hausgemeinschaft und führt diesem unentgeltlich den Haushalt, so kann er unter bestimmten Voraussetzungen kostenfrei in der Krankenversicherung mitversichert werden. Diese Möglichkeit steht seit dem Sozialrechtsänderungsgesetz mit 1.8.2006 auch grundsätzlich gleichgeschlechtlichen Lebensgefährten offen. Mit dem Sachwalteränderungsgesetz 2006 wurden auch Lebensgefährten in den Angehörigenbegriff des § 284c übernommen. Danach steht ihnen als nächste Angehörige bei einer Behinderung des Partners die Vertretungsbefugnis in Angelegenheiten des täglichen Lebens dann zu, wenn sie mit der vertretenen Person seit mindestens drei Jahren im gemeinsamen Haushalt leben. Abgesehen von diesen Bestimmungen hat die nichteheliche Lebensgemeinschaft kaum gesetzlichen Niederschlag gefunden. Mit diesem Regelungsmanko befindet sich Österreich im Vergleich zu anderen EU-Staaten bereits im Schlussbereich.

Weil verschiedengeschlechtlichen Paaren das Rechtsinstitut der Ehe offensteht, sollte kein eigenes Rechtsinstitut mit nahezu gleichen Rechten und Pflichten geschaffen werden, da man Paare, die bewusst ein rechtlich unverbindliches Zusammenleben anstreben, nicht mit einer gesetzlichen Regelung durch die Hintertür zwangsbeglücken kann. Es ist vielmehr zu respektieren, dass für ein Zusammenleben gerade ein rigides rechtliches Zwangskorsett abgelehnt wird. Bei allem verständlichen Wunsch nach einer rechtlichen Unverbindlichkeit des Zusammenlebens darf aber nicht übersehen werden, dass die Tatsache von fehlenden rechtlichen Rahmenbedingungen für den sozial schwächeren Teil der Beziehung – das sind meist die Frauen – brandgefährlich sein kann. Gehen nämlich aus einer solchen Gemeinschaft Kinder hervor, so kann diese Lebensform den Frauen, auf denen nach wie vor die Hauptverantwortung der Kindererziehung lastet, nicht wirklich empfohlen werden. Vor allem muss eindringlich davor gewarnt werden, dass zugunsten der Kinderbetreuung und Haushaltsführung auf eine eigene Erwerbstätigkeit verzichtet wird, weil gegen den erwerbstätigen Partner kein gesetzlicher Unterhaltsanspruch besteht. In gesellschaftspolitisch sensiblen Bereichen sollten daher unbedingt einzelne Schutzbestimmungen gesetzlich verankert werden. Der Gesetzgeber müsste in Zukunft für die sozial schwächere Gruppe, die in nichtehelicher Gemeinschaft lebt – nach der sozialen Wirklichkeit der Rollenverteilung gilt dies vor allem für Frauen – Normen schaffen, um diese Lücken zu schließen. Besonders brisant ist dieses Problem im Unterhaltsrecht. Frauen, die ihre Erwerbstätigkeit zugunsten der Kindererziehung aufgeben oder einschränken, sollte – wie bereits in Deutschland gem. § 1615 I BGB – für eine festgelegte Zeitspanne gesetzlich ein sogenannter Betreuungsunterhalt zugestanden werden. Beim Tod ihres Partners sollte auch für Lebensgefährten – wie bei Ehegatten – ein gesetzliches Vorausvermächtnis verankert werden, wonach diesen – wie auch z.B. in Deutschland, Belgien und Schweden – ein kostenfreies Wohnrecht an der gemeinsam benutzten Wohnung sowie ein Benutzungsrecht an allen Hausratsgegenständen eingeräumt wird. Weiters sollten die Lebensgefährten ausdrücklich in den Schutz des § 1327 ABGB aufgenommen werden, wonach ihnen der Schädiger bei Tötung des faktisch Unterhaltsleistenden diesen finanziellen Ausfall ausgleichen soll.[25] Unverzichtbar erscheint mir auch eine Aufnahme von Lebensgefährten in den Kreis der Angehörigen, die Anspruch auf Pflegefreistellung bzw. Hospizkarenz haben, sowie die Aufnahme in die Auskunfts- und Einwilligungsberechtigten im medizinischen Bereich.

Auch hinsichtlich der Abgeltung von während der Lebensgemeinschaft geleisteten Diensten sind meist Frauen nach deren Auflösung faktisch benachteiligt. Während sich nämlich die Judikatur bei Ersatzansprüchen von eher männlich dominierten Arbeitsleistungen – etwa im Zug der Errichtung eines Hauses oder der Renovierung einer Wohnung – großzügig zeigt, steht sie der Abgeltung von Dienstleistungen im Rahmen der Haushaltstätigkeit oder Finanzierung der gemeinsamen Lebensführung eher ablehnend gegenüber. Der Grund dafür ist darin zu suchen, dass nach der Rsp. nur außergewöhnliche Leistungen nach Beendigung der Lebensgemeinschaft zu einem Abgeltungsanspruch führen. Nach Auffassung der Rsp. seien nämlich Dienstleistungen in Haushalt und Landwirtschaft vom anderen in der berechtigten Erwartung der Unentgeltlichkeit in Empfang genommen worden, wogegen sonstige Arbeitsleistungen – etwa im Zug von Hausbau und Renovierung –, „falls sie über unbedeutende Handreichungen hinausgehen", grundsätzlich in Erwartung der gemeinsamen Benützung des Hauses getätigt worden seien und daher bereicherungsrechtlich abzugelten sind.[26] Auch Aufwendungen für die gemeinsame Lebensführung – wie die Verköstigung des Partners – oder Aufwendungen des täglichen Lebens sind nicht rückforderbar, weil diese Leistungen zur Befriedigung laufender Bedürfnisse der Lebensführung verwendet werden und daher nicht bereicherungsrechtlich abzugelten sind; dies auch dann nicht, wenn ein Partner einen erheblich höheren Beitrag geleistet hat.[27] Nach derzeitiger Rechtslage kann solchen Ungleichgewichtslagen nur durch Abschluss eines Partnerschaftsvertrags entgegengewirkt werden. De lege ferenda sollte jedoch zur Klarstellung und damit zur Relativierung dieser Judikatur eine explizite gesetzliche Bestimmung geschaffen werden.[28]

3. Diskriminierung auf Grund des Geschlechts im Namensrecht

Erst seit dem Namensrechtsänderungsgesetz 1995[29] ist in Österreich – nach zahlreichen polemisch geführten Diskussionen – die Verpflichtung zum Führen eines gemeinsamen Familiennamens beseitigt worden. Kurz vor Inkrafttreten dieser Gesetzesänderung hat der Verfassungsgerichtshof noch in seinem Erkenntnis vom 18.12.1993[30] dem Antrag der Beschwerdeführerin, der Zwang zum Führen eines gemeinsamen Familiennamens und die Bevorzugung des Namens des Mannes im Zweifelsfall gem. § 93 Abs. 1 Satz 3 ABGB aF verstießen gegen den verfassungsrechtlichen Gleichheitsgrundsatz nach Art 7 Abs. 1 B-VG und Art. 8 iVm Art. 12 und 14 EMRK, nicht stattgegeben. In seiner Begründung wies der VfGH darauf hin, dass diese Bevorzugung der Männer keinen Verstoß gegen das Gleichheitsgebot (!) darstelle, sondern nur auf die den öffentlichen Interessen dienenden Ordnungsfunktionen des Staates zurückzuführen sei. Die sachliche Rechtfertigung ergebe sich aus der Rechtswirklichkeit und der daraus resultierenden traditionsbedingten Bevorzugung der Männer. Eine Ungleichbehandlung sei nur dann zuläs-

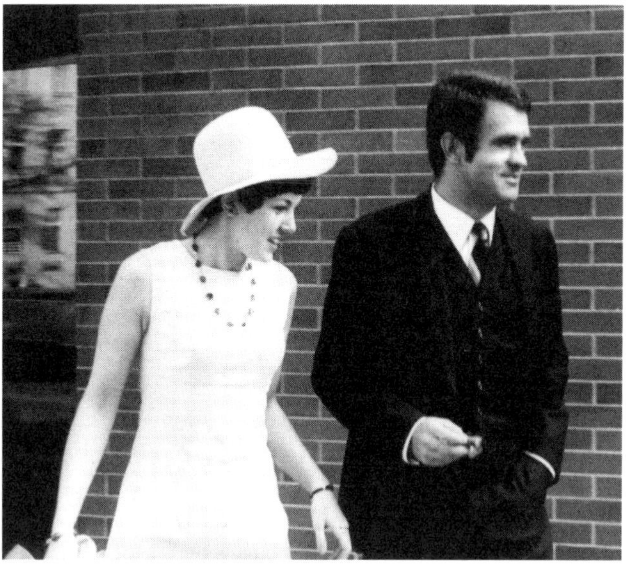

1968, Heirat am Standesamt Floridsdorf in Wien mit dem Journalisten Reinhold Perner, damals Pressereferent von Bgm. Felix Slavik

sig, wenn sich die Unterschiede in der Lebenswirklichkeit widerspiegelten. Diese „Begründung" stellt einen nicht nachvollziehbaren Zirkelschluss dar, weil das Diskriminierungsverbot des Art. 7 Abs. 1 Satz 2 B-VG gerade mit jenem Argument gerechtfertigt wird, das denknotwendig ja gerade beseitigt werden soll!

Obwohl es die Zwangsverpflichtung zum Führen eines gemeinsamen Familiennamens nun seit über zehn Jahren nicht mehr gibt, besteht dennoch im Hinblick auf die Forderung nach gendergerechten Normen Reformbedarf. Eine Gleichstellung der Geschlechter wurde mit der Namenrechtsreform nämlich gerade nicht erreicht.[31] Einigen sich die Brautleute vor ihrer Eheschließung nicht auf einen gemeinsamen Namen, so wird der Name des Mannes zum gemeinsamen Familiennamen bestimmt (§ 93 Abs. 1 letzter Satz ABGB). Die Frau ist dadurch diskriminiert, dass sie selbst aktiv werden muss, um im Fall einer Nichteinigung mit ihrem zukünftigen Ehemann nicht automatisch seinen Namen „aufgedrängt" zu bekommen.

Eheliche Kinder erhalten gem. § 139 ABGB den gemeinsamen Familiennamen ihrer Eltern, uneheliche Kinder führen den Familiennamen der Mutter (§ 165 ABGB). Bei getrennter Namensführung kann nur der Familienname eines Elternteils als Kindesnamen bestimmt werden. Das Führen eines Doppelnamens kommt daher für die gemeinsamen Kinder nicht in Betracht. Diskriminierungen ergeben sich hier vor allem bei getrennter Namensführung der Ehegatten. In diesem Fall haben sie nämlich vor oder bei der Eheschließung eine Bestimmung des Familiennamens der (zukünftigen) Kinder vorzunehmen. Einigen sich die Ehegatten anlässlich ihrer Eheschließung – z.B. mangels Kinderwunsches – nicht auf einen Kindesnamen, so tritt der Automatismus ein, dass ein später geborenes Kind ex lege den Familiennamen des Vaters erhält (§ 139 Abs. 3 ABGB). Auch diese Privilegierung des Mannes durch den Gesetzgeber ist in keiner Weise nachvollziehbar, weil im Fall einer Trennung der Eltern nach der Spruchpraxis der Gerichte in der überwiegenden Mehrzahl die Mutter mit der Obsorge betraut bzw. bei gemeinsamer Obsorge der hauptsächliche Aufenthalt des Kindes bei ihr bestimmt wird. Diese automatische Namensgebung durch den Kindesvater kann nur dadurch wieder unterlaufen werden, dass die Mutter nach der Eheschließung durch eine verwaltungsbehördliche Namensänderung iSd § 2 Abs. 1 Z 7 bzw. Z 8 NÄG eine Angleichung des Kindesnamens an ihren Familiennamen erwirkt. Dazu bedarf sie aber wiederum der Zustimmung des Kindesvaters.

Diskriminierungen ergeben sich aber auch im Bereich des Doppelnamens. Bei der Heirat können sich die Partner auf einen gemeinsamen Familiennamen einigen, wobei auch einer der Partner auf Wunsch insoweit einen Doppelnamen führen kann, als er seinen bisherigen Namen dem gemeinsamen Familiennamen nach- oder voranstellen kann. Dieser Doppelname ist als „Familienname" in die Personenstandsbücher – daher vor allem in amtliche Lichtbildausweise – unter der Angabe einzutragen, welcher Bestandteil des Doppelnamens gemeinsamer Familienname ist. Gerade daraus ergeben sich rechtliche Probleme: Geradezu grotesk ist die Gesetzeslage nämlich bei der Namensgebung eines unehelichen Kindes, wenn die Mutter zu diesem Zeitpunkt einen aus einer geschiedenen Ehe resultierenden Doppelnamen führt.

Beispiel: Die Mutter führte bis zu ihrer Heirat den Namen Haller und heiratet einen Mann namens Müller. Mit der Eheschließung entscheidet sie sich für einen Doppelnamen, lautend auf: Haller-Müller, den sie nach ihrer Scheidung auch weiterführt. Der gemeinsame Familienname lautet daher Müller. Nach ihrer Scheidung lebt sie in Lebenspartnerschaft mit Herrn Maier und hat mit diesem ein gemeinsames Kind.

Zwecks Bestimmung des Kindesnamens wird auf folgende Regelung zurückgegriffen: Kinder können ihren Namen nur vom gemeinsamen Familiennamen der Eltern ableiten (§ 93 Abs. 2 letzter Satz ABGB). Diese Bestimmung wird auch in Fällen des Doppelnamens eines Elternteils nach der überwiegenden Meinung so interpretiert, dass das Kind jenen Teil des Doppelnamens zu führen hat, der den gemeinsamen Familiennamen in früherer Ehe (!) seiner Mutter gebildet hat. Das gemeinsame Kind von Frau Haller-Müller und Herrn Maier erhält daher den Namen Müller, also weder den Namen seines Vater – nämlich Maier –, noch jenen Teil des Doppelnamens seiner Mutter, der deren Geburtsnamen entspricht – also Haller –, sondern den Namen des früheren Ehemanns der Mutter. Der Umstand ist aber weder mit dem Kindeswohl, noch mit den Interessen aller sonstigen Beteiligten zu vereinbaren. Dem Interesse der Mutter des Kindes wird besser entsprochen, wenn dieses zumindest ihren Geburtsnamen erhält. Auch der Vater des Kindes wird recht wenig von dem Umstand begeistert sein, dass sein Kind den Namen seines Vorgängers tragen muss. Diese Bestimmung wird aber auch dem Interesse des Ex-Ehemanns nicht gerecht, weil das Tragen seines Namens zu naheliegenden Missdeutungen Anlass geben könnte, er sei der biologische Vater dieses Kindes. Ebenso wenig ist es einer Frau, die in zweiter Ehe ihren Doppelnamen behalten will, möglich, anlässlich der Eheschließung dem Kind ihren Geburtsnamen weiterzugeben. Um dem Kind ihren Namen zu geben, ist sie vielmehr dazu gezwungen, noch vor Eheschließung ihren ursprünglichen Namen gem § 93a ABGB wieder anzunehmen. Auch dieser Umstand stellt mE eine eklatante Diskriminierung der

Frau auf Grund ihres Geschlechts dar, weil sie zu einer Namensänderung gezwungen ist, wenn sie eine Namensgleichheit mit ihrem Kind erreichen will.

Fazit: Diese noch geltende Gesetzeslage ist nicht nur diskriminierend sowie mE auch verfassungswidrig im Hinblick auf Art. 8 EMRK,[32] sondern auch hanebüchen. Das antiquierte und noch an der vaterrechtlichen Ordnung orientierte Namenrecht sollte daher schleunigst modernisiert werden.[33]

Anmerkungen

1 Flossmann 2006, 14 ff.
2 Vgl. Lehner 1987, 17 ff;. Flossmann 2006, 93 ff.
3 Greif/Schobesberger 2003, 18 f.
4 Wobei sich Martini, einer der Legisten, schon sehr früh für eine völlige Gleichstellung der Geschlechter aussprach, sich aber schließlich gegen Zeiler, der ein Verfechter der weiblichen Unterordnung war, nicht durchsetzen konnte. Vgl. Greif/Schobesberger 2003, 20 ff.
5 Die Frauenerwerbstätigkeit um 1900 betrug etwa 44 %. Vgl. Seebauer 2007, 33.
6 Flossmann 2006, 189 ff.
7 Flossmann 2006, 245 ff.
8 Harrer-Schütt 2008, 84 f; Steger-Mauerhofer 2007.
9 Im Österreichschnitt ca. 49 %, in Wien sogar ca. 64 % www.statistik.at/web_de/statistiken/bevoelkerung/scheidungen/index.html (11.3.2009).
10 RZ 2000, 22; JBl. 2000, 45; EFS 112.542; 115.465 ua.
11 EFS 98.668; 112.556; 115.493; 1 Ob 244/01s uva.
12 BGBl. I 2003/31.
13 Vgl. JBl. 2001, 390; 3 Ob 166/02m.
14 Vgl. Thoma-Twaroch 2008, 331. Gröger 2009, 44.
15 Vgl. Deixler-Hübner/Mitgutsch 2007, 20.
16 Die Gleichstellung der Geschlechter wurde erst mit dem KindRÄG 2001 hergestellt. Bisher wurde die Ehemündigkeit für Frauen bereits mit dem 16., die von Männern mit dem 18. Lebensjahr erreicht.
17 Vgl. auch die türkische Gesetzeslage zu diesem Problem bei Keinert 2006, 25 ff. Vgl. auch zu diesem Themenbereich Ertl 2009, 28 (Teil 1), 55 (Teil 2).
18 Fall F gegen die Schweiz, Entscheidung vom 18.12.1987, A/128, Antragsnummer 11329/85.
19 Deixler-Hübner/Mitgutsch 1997, 21. Grziwotz 2008, 2237.
20 Vgl. etwa Urteil des BGH vom 11.10.2006, BGHZ 169,240 = FamRZ 2007, 109.
21 Die älteste Braut im Jahr 2006, die sich zur Heirat entschloss, war stolze 89 Jahre alt http://oesterreich.orf.at/stories/193065/ (11.3.2009).
22 Die Ablehnung von Nachkommenschaft wird etwa noch vom LGZ Wien in seiner Entscheidung vom 3.5.2007 als schwere Eheverfehlung gewertet. Vgl. EFS 117.344.
23 Vgl. etwa 2 Ob 503/90; 6 Ob 28/07x.
24 5 Ob 70/06i.
25 Vgl. Deixler-Hübner 2008, 199.
26 Vgl. EFS 66.390; 97.103. Deixler-Hübner 1999, 201. Deixler-Hübner 2008.
27 EFS 72.242; 97.097.
28 Vgl. Deixler-Hübner 2003, 33.
29 BGBl. 25/1995.
30 VFSlg. 13.661.
31 Vgl. Mottl, Ingeborg: Ein Jahr neues Namensrecht, NZ 1996, 321.
32 Dadurch, dass mit dieser Anordnung ein gemeinsames Kind einen offenbar nicht gewollten Namen führen muss, wird willkürlich in das ungestörte Familienleben eingegriffen; vgl. auch ÖJZ 2003, 77 (MRK).
33 Vgl. Deixler-Hübner 2007, 159.

Literatur

Deixler-Hübner, Astrid/Mitgutsch, Ingrid (2007): Rechtlicher Schutz in Familie und Partnerschaft. Wien.

Deixler-Hübner, Astrid/ Mitgutsch, Ingrid (1997): Rechtlicher Schutz in Familie und Partnerschaft. Wien

Deixler-Hübner, Astrid (2008): Die Regelung gleich- und verschiedengeschlechtlicher Lebenspartnerschaften. iFamZ.

Deixler-Hübner, Astrid (1999): Probleme der Leistungsabgeltung im Zusammenhang mit der Auflösung der Lebensgemeinschaft, ÖJZ. Deixler-Hübner, Astrid (2008): Scheidung, Ehe und Lebensgemeinschaft. Wien.

Deixler-Hübner, Astrid (2003): Die nichteheliche Partnerschaft – Rechtswirklichkeit und Forderung an den Gesetzgeber. Hrsg: Gaisbauer, Hubert (2003): Lebenspartnerschaft, Schriftenreihe des österreichischen Notariats. Wien.

Deixler-Hübner, Astrid (2007): Ist das österreichische Namensrecht noch zeitgemäß? iFamZ.

Ertl, Andrea (2009): Warum Ägypten? Spurensuche einer österreichischen Familienrichterin in der Scharia, RZ 2009, 28 (Teil 1), 55 (Teil 2).

Flossmann, Ursula (2006): Frauenrechtsgeschichte². Linz.

Greif, Elisabeth/Schobesberger, Eva (2003): Einführung in die Feministische Rechtswissenschaft. Linz.

Gröger, Katharina (2009): Neues zum 2. Gewaltschutzgesetz, EF-Z.

Grziwotz, Herbert (2008): Bis dass der Tod uns scheidet. FamRZ.

Harrer-Schütt, Michaela (2008): Kinderbetreuung, Ehe und Geschlechtergerechtigkeit im Sozialstaat Österreich. Linz.

Keinert, Christina (2006): Die Menschenrechte der Frau in der Türkei 2006. Linz.

Lehner, Oskar (1987): Familie – Recht – Politik. Wien.

Mottl, Ingeborg (1996): Ein Jahr neues Namensrecht, NZ.

Seebauer, Renate (2007): Frauen, die Schule machten. Wien.

Steger-Mauerhofer, Hildegard (2007): Halbe/Halbe. Utopie Geschlechterdemokratie? Wien.

Thoma-Twaroch, Gabriele (2008): Umgang mit Gewalt – Vom Gewaltschutz in der Familie zu einem allgemeinen Gewaltschutz. iFamZ.

www.statistik.at/web_de/statistiken/bevoelkerung/scheidungen/index.html (11.3.2009).

http://oesterreich.orf.at/stories/193065/ (11.3.2009).

Notizen von Helene Klaar

Im Jahr 1969 kam ich – durch eine Jungwähleraktion der SPÖ Wieden – zur JG. Bei unseren Bemühungen, die Bezirksgruppen der Nachbarbezirke zu kontaktieren, um in wichtigen Fragen gemeinsam vorgehen zu können, lernte ich Rotraud Perner, Juristin wie ich, damals in der JG Favoriten aktiv, kennen.

Mit ihrem Pagenkopf, ihren kurzen Kleidern und wadenhohen Stiefeln sah sie aus wie eine Kommandeuse der Raumfähre Orion. Sie war fesch, lustig und schlagfertig.

Eine der wichtigen Fragen, die uns damals beschäftigte, war die der Abschaffung des § 144 des Strafgesetzes, der Abtreibung und Beihilfe dazu mit Strafen bedrohte.

Nur zur Erinnerung: anlässlich der Nationalratswahlen 1970 hatte die SPÖ einen Erfolg errungen, der ihren Obmann Bruno Kreisky in die Lage versetzte, eine Minderheitsregierung zu bilden, Neuwahlen im Jahr 1971 brachten den historischen Triumph einer absoluten Mehrheit.

Die SPÖ-Regierung erhöhte die Kinderbeihilfe auf ATS 1.000,-- pro Kind (etwa das Dreifache des zuvor gewährten Betrages), schuf den Mutter-Kind-Pass, erhöhte das Karenzgeld für Alleinerzieherinnen, finanzierte Schulbücher aus öffentlichen Mitteln und zahlte eine Heiratsbeihilfe von je ATS 7.500,-- an jeden erstmals Eheschließenden.

Die Anfangsgehälter junger Beamten wurde erhöht, die Frauen benachteiligende Familienbesteuerung abgeschafft.

Gleichzeitig machte sich die Regierung aber auch an die Einlösung alter Forderungen und Versprechen, die komplexere Materien betrafen, so etwa die Reform des Strafrechts und des Familienrechts.

Im Strafrecht sollte insbesondere das Prinzip der dem Täter und seiner Schuld adäquaten Bestrafung die bloße Orientierung an der Schwere einer Tat ablösen, Geldstrafen für minderschwere Delikte Freiheitsstrafen ersetzen, Besserung des Täters der bloßen Sühne vorgehen. Justizminister Broda wollte eine so wichtige Materie überdies nicht gegen den Willen der großen Oppositionspartei ÖVP durchsetzen, was der Quadratur des Kreises nahekam.

Die alte Forderung der SPÖ, insbesondere der SPÖ-Frauen, nach einer Abschaffung der Strafsanktion für Abtreibung, erschwerte die Herbeiführung eines Konsenses mit der ÖVP zusätzlich. Das „Aktionskomitee zur Abschaffung des § 144" schuf durch Diskussionen, Demonstrationen und sonstige Aktivitäten Problembewusstsein, auch parteiintern wurde die Diskussion geführt.

Die Jugendorganisationen der SPÖ unterstützten jedenfalls den Kampf für die freie Willensentscheidung jeder Frau, ob und wann und wie viele Kinder sie gebären will.

Skeptiker und Gegner innerhalb der SPÖ verwendeten damals vor allem drei Argumente: die Geschichte der Ersten Republik hätte uns gelehrt, dass wir keine Konfrontation mit der katholischen Kirche herbeiführen sollten (ein Argument, dem sinngemäß zuletzt die neue Regierung Ortega in Nicaragua zu Lasten der Frauen gefolgt ist). Ein weiteres Argument war die Befürchtung, dass eine Straflosigkeit der Abtreibung die Verantwortung für die Geburtenkontrolle noch mehr den Frauen auferlegen würde (ein Argument, das erstaunlicherweise auch gegenwärtige Feministinnen aufgegriffen haben). Und schließlich wurde auch mit Sorge um die physische und psychische Gesundheit der Frauen argumentiert (so als ob eine unerwünschte Schwangerschaft und ein nicht gewolltes Kind keine Belastung für die physische und psychische Gesundheit der betroffenen Frau wären).

Der Bundesparteitag der SPÖ in Villach im April 1972 sollte der Präsentation der Errungenschaften der neuen Regierung und der Diskussion ihres weiteren Programms dienen. Der VSStÖ, dem ich damals auch noch angehörte, brachte an den Bundesparteitag 1972 einen Antrag auf ersatzlose Streichung des § 144 StG ein. Der Justizminister befürwortete damals eine „erweiterte Indikationenlösung", bei der aber die Entscheidung, ob eine Frau abtreiben „dürfte" oder austragen „müsste", letztlich nicht von ihr selbst getragen worden wäre. Das Aktionskomitee und viele SPÖ-Frauen hielten die Fristenregelung für eine akzeptable Lösung. Ich war, als Vertreterin des VSStÖ, erstmals „außerordentliche Delegierte" zur Bundesfrauenkonferenz, die dem Parteitag voranging.

Kärnten war damals das „Vorzeigebundesland" der SPÖ, das dritte Bundesland, in dem die Partei nicht nur bei Nationalratswahlen eine Mehrheit hatte, sondern auch den Landeshauptmann stellte.

Der Villacher Parteitag war eine Großveranstaltung, der hohe organisatorische und logistische Anforderungen stellte. Die Delegierten aus ganz Österreich wurden, je nach Rang und Bedeutung, in Hotels und Pensionen nahestehender Betreiber untergebracht, die kleine VSStÖ-Delegation zB außerhalb Villachs bei einer Familie, die Fremdenzimmer vermietete und die radikalen Wiener Studenten mit neugieriger Freundlichkeit aufnahm. Die Frauenkonferenz mit mehreren hundert Delegierten war für mich faszinierend und einschüchternd zugleich. Zum Glück entdeckte ich Rotraud Perner als bekanntes Gesicht in der Menge, ich war froh, mich zu ihr setzen zu dürfen und sie „moderierte" für mich die Bundesfrauenkonferenz. Ich war zutiefst beeindruckt von der Debatte, von der Vielzahl von Rednerinnen aus den verschiedenen Bundesländern, deren Beiträge sich nicht nur, aber doch vorwiegend mit der Abtreibungsfrage beschäftigten. Es redeten ältere Frauen und Frauen in mittleren Jahren, manche, die auf mich damals sogar ein wenig skurril und gar nicht zeitgeistig wirkten, aber alle argumentierten wunderbar für die Entscheidungsfreiheit der Frauen und gegen den „Mordparagraphen 144".

Rotraud kannte die Namen aller Debattenrednerinnen, sie konnte mir erklären, woher sie kamen, welche Berufe sie ausübten, welche Funktionen sie hatten.

Hatte ich bis dahin vermeint, in der Gegnerschaft zum § 144 StG einer kleinen radikalen Minderheit anzugehören, gewann ich im Laufe des Tages der Bundesfrauenkonferenz den Eindruck, Teil einer mehrheitsfähigen Organisation zu sein, in der Frauen, von deren Existenz ich bis dahin gar nichts gewusst hatte, Gleiches wollten und das, was ich als Ergebnis theoretischer Überlegungen und allgemeiner Gerechtigkeitserwägungen für wünschenswert hielt, aus jahrelanger Beobachtung und untermauert mit Beispielen aus ihrem Umfeld forderten: die Abschaffung des § 144 StG.

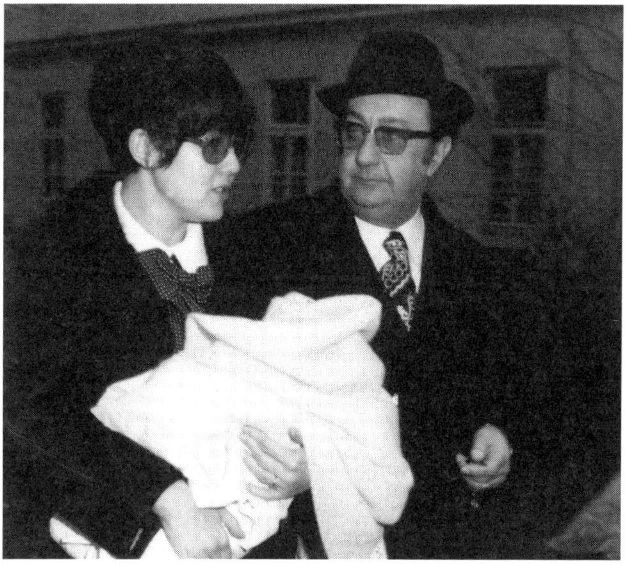

1972, Rotraud nach der Taufe des erstgeborenen Sohnes Roman-Alexander, mit Taufpaten Bgm. Felix Slavik vor der Gustav-Adolf-Kirche in Wien-Gumpendorf

Die SPÖ hat damals ihren historischen Auftrag wahrgenommen und mit der Strafrechtsreform im neugeschaffenen Strafgesetzbuch die Fristenlösung umgesetzt, wobei dieses Eingehen auf die Forderung der Frauen dazu führte, dass die ÖVP im Nationalrat und im Bundesrat – wo sie noch eine Mehrheit hatte – gegen das neue StGB stimmte, die SPÖ letztlich einen Beharrungsbeschluss im Nationalrat fassen musste und das StGB erst am 01.01.1975 in Kraft treten konnte.

Rotrauds und meine Anwesenheit in Villach ist dokumentiert durch einen Schnappschuss, der die ganz alten und die ganz jungen Delegierten (ja doch, das waren wir damals!) zeigen sollte. Die Strafrechtsreform blieb nicht der letzte Meilenstein der SPÖ-Alleinregierung. Es folgte die Familienrechtsreform, die das patriarchalische Eherecht durch ein partnerschaftliches ersetzte, Männer und Frauen in ihrer Beziehung zueinander, aber auch zu ihren Kindern, mit gleichen Rechten und Pflichten ausstattete, eine auch für die verlassene Frau sozial verträgliche Scheidung nur mehr auf dem Papier bestehender Ehen, sowie den Anspruch auf Teilung ehelichen Vermögens nach einer Scheidung neu einführte. Im Erbrecht wurde erstmals (!) ein Pflichtteilsanspruch des überlebenden Ehegatten geschaffen und der gesetzliche Erbteil von einem Viertel auf ein Drittel erhöht. Weniger umfangreich, aber von großer Bedeutung, waren die Schaffung des Insolvenzentgeltsicherungsgesetzes, des Unterhaltsvorschussgesetzes, der Arbeiterabfertigung und die Möglichkeit, dass Ehegatten gemeinsam als Eigentümer einer Eigentumswohnung im Grundbuch eingetragen werden können. Alle diese Reformen waren wie geschaffen dazu, einer jungen, sozial engagierten Rechtsanwältin – was ich 1976 wurde – ihre Tätigkeit zu erleichtern, und ich hatte das Gefühl, auf der Höhe meiner Zeit, zur richtigen Zeit am richtigen Ort zu leben.

Rotraud Perner hatte damals bereits begonnen, sich von der Juristerei in Richtung Therapeutentätigkeit zu verabschieden. Aufgrund ihrer zweifachen Qualifikation war sie aber im „Club Bassena" tätig, der in der Per-Albin-Hansson-Siedlung niederschwellige Beratung bei familiären Problemen anbot.

Einige ihrer „Sorgenkinder", die nicht nur Rat, sondern anwaltliche Hilfe benötigten, leitete sie zu mir weiter. Ich erinnere mich gut an diese frühen Klientinnen, denen ich mit größtem Engagement beistand, aus deren Fällen ich aber auch viel für meine weitere Tätigkeit gelernt habe – quasi die „Archetypen" meiner Berufspraxis. In den folgenden Jahren absorbierte uns der jeweilige Kampf um die Vereinbarkeit von Familie und (freiem) Beruf – wir trafen uns nur mehr zufällig und gingen bestenfalls schnell gemeinsam auf einen Kaffee; in den letzten Jahren haben wir, glaube ich, öfter voneinander gelesen als uns gesehen. Und nun bin ich sechzig und soll anlässlich Rotrauds 65er meine persönlichen Erinnerungen, die mich mit ihr verbinden, zu Papier bringen. Vergleicht man die politische Aufbruchsstimmung der Zeit unserer frühen Bekanntschaft mit der Gegenwart, so ist das Ergebnis nicht erbaulich.

Eine schwarz-blaue Regierung hat viele der Errungenschaften der Siebzigerjahre rückgängig gemacht, auf dem Gebiet der Frauenrechte zB die Regelung, dass der Elternteil, der ein Kind in seinem Haushalt alleine versorgt (zumeist die Mutter), auch alleine die Obsorge für dieses Kind wahrnehmen darf. Unter dem heuchlerischen Vorwand, Väter nach der Trennung besser in die Betreuung ihrer Kinder einzubeziehen, indem man ihnen mehr Rechte einräumt (!), wurde 2001 die „Obsorge beider Elternteile" auch nach einer Scheidung ermöglicht, was zur Folge hat, dass Frauen, ähnlich wie vor 1978, nach einer Trennung zwar alle Mühen des Alleinerziehens behalten, aber das Recht der Obsorge mit dem getrennt lebenden Kindesvater teilen müssen. Die Errungenschaft der fairen Teilung ehelichen Vermögens nach der Scheidung soll durch die Propagierung von vorweg geschlossenen „Eheverträgen" ausgehebelt werden.

Und auch die Fristenregelung ist zunehmend Angriffen ausgesetzt, und das keineswegs nur von alten konservativen Männern: Im Buch einer jungen Juristin über die Rechte von Kindern und Jugendlichen lese ich, dass einer minderjährigen Schwangeren die Abtreibung nur gestattet sein soll, wenn sie „die Reife und Einsicht hat, zwischen ihren Rechtsgütern und denen des Ungeborenen abzuwiegen" – hat sie diese Reife und Einsicht nicht (aber wer hätte die?), soll sie das ungewollte Kind offenbar austragen.

Und in meiner kleinen Lehrveranstaltung zu „Legal Gender Studies" versuchten voriges Jahr die Teilnehmerinnen – junge, gescheite Frauen, die sich subjektiv für die Speerspitze der Emanzipation hielten – mich zu überzeugen, dass die Ausübung der eugenischen Indikation „Mord an einem Kind mit besonderen Bedürfnissen" wäre und dass es doch kein Problem, insbesondere kein frauenspezifisches, wäre, ein behindertes Kind aufzuziehen.

Was lässt sich daraus lernen? Dass es nicht genügt, Ziele zu erreichen, sondern dass man das Erreichte auch weiter entwickeln und verteidigen muss. Dass jede Generation den Kampf um ihre Bedürfnisse und Interessen selbst führen muss. Und dass, um ein Kreisky-Wort aufzugreifen, 37 Jahre im Leben eines Menschen schnell vergehen können, aber lang sind für die Entwicklung einer Gesellschaft. Eben waren Rotraud Perner und ich noch so jung, dass wir als niedlicher Aufputz eines politischen Ereignisses fotografiert wurden; schon sind wir im Alter, in dem die eine der anderen würdigende Worte schreiben darf. Österreich hat sich in der gleichen Zeit von einem etwas muffigen Nachkriegsland zu einem vorbildlichen modernen Sozialstaat entwickelt und vollzieht derzeit die Retroentwicklung zu Privatisierung, Umverteilung von unten nach oben und zunehmendem Zulauf zu rechten Parteien, die soziale Fragen – für Inländer – scheinbar ernster nehmen als die perspektivenlose SPÖ. Rotraud Perner und ich haben für unsere Lebensgestaltung bessere Chancen vorgefunden als die Frauen der Generation vor uns und, wie ich fürchte, auch der Generation, die jetzt so jung ist wie wir damals. Wir haben, glaube ich sagen zu dürfen, unsere Chancen auch genützt. Wir haben uns in unserem jeweiligen Beruf einen Namen gemacht, wir konnten unsere Kinder ohne materielle Not großziehen, und wir hatten eine hohe Deckung zwischen dem, was wir gerne taten, und dem, was wir tatsächlich tun – das Leid entfremdeter Arbeit ist uns weitgehend erspart geblieben. Und wir haben uns auch redlich bemüht, dass es zumindest unseren KlientInnen durch unsere Tätigkeit besser geht als zuvor: ein bisschen irdische Gerechtigkeit, etwas mehr Glück im Diesseits haben wir schon erreicht. Mit der Bescheidenheit, die unserem Alter ansteht, meine ich, dass dies letztlich keine schlechte Bilanz ist.

Herzlichen Glückwunsch, liebe Rotraud, zu allem, was Du getan und erreicht hast, und noch tun und erreichen wirst!

Irene Dyk-Ploss

Gesellschaftspolitische Überlegungen zu Gewalt und Prävention

März 2009: Medien vermelden, dass es zwischen 18. März und 29. März in Österreich sieben Morde gegeben hat:

18. März: Ein 25-Jähriger tötet seine Frau (23) mit Messerstichen.
20. März: Eine Frau (74) wird im Haus ihres Stiefsohns ermordet.
20. März: Eine Studentin (24) wird von einem Mitglied ihrer Autisten-Selbsthilfegruppe erschossen.
21. März: Ein 17-Jähriger ersticht seine Freundin (19).
24. März: Ein 21-Jähriger prügelt einen Passanten zu Tode.
26. März: Eine 52-Jährige wird von ihrem Sohn erstochen.
29. März: Ein Sohn (52) ersticht seinen Vater (83).

Zu diesem schaurigen Kaleidoskop kommen am 30. März Nachrichten, die zeigen, dass auch Italien, Frankreich und Kolumbien mit dem österreichischen Fall F. vergleichbare Taten (Vergewaltigung, Inzest, jahrelange Gefangenschaft der Opfer) aufzuweisen haben.

Von Ausnahmen abgesehen spielen sich diese Gewalttaten im engeren persönlichen bzw. familiären Umfeld ab – und die Täter sind Männer: Väter, Söhne, Ehemänner, Freunde ...

Was ist daraus zunächst zu folgern? Was wissen wir über Ursachen und Auslöser von Gewalt, und lassen sich daraus präventive Strategien ableiten?

Gerne wird da als allererstes auf die Familie verwiesen – als „Brutstätte" negativer Verhaltensweisen ebenso wie als Allheilmittel gegen derartige Entwicklungen.

Familie als „Tatort"

Das Bild von der „heilen Welt Familie" war vermutlich schon immer mehr Wunsch als Wirklichkeit, in den letzten Jahrzehnten und vor allem Jahren ist es aber endgültig ins Wanken geraten. Dies vor allem deshalb, weil eine zunehmende Sensibilisierung im Hinblick auf das Thema Gewalt in privaten Beziehungen eingetreten ist, die sich in politischen und rechtlichen Maßnahmen und Rahmenbedingungen, in gesellschaftlichen Sanktionen und vor allem öffentlicher Aufmerksamkeit äußert: das „Wegschauen" des sozialen Umfelds bei Gewaltakten ist nicht mehr das allgemein anerkannte Mittel der Wahl, und die Medien sind zunehmend bereit, Aggressionen (vor allem gegen Frauen und Kinder) nicht als private, sondern öffentliche Angelegenheiten zu sehen. Dass auch ältere oder behinderte Personen im Familienverband nicht selten Opfer sind, dringt erst langsam ins Bewusstsein, entsprechende Daten fehlen noch weitgehend.

Kein Vorteil ohne Nachteil: Wenn die mediale Berichterstattung damit argumentiert, dass am „Tatort Familie" jede vierte Frau, jedes fünfte Kind zum Opfer wird (wobei hier entsprechende statistische Unschärfen einzukalkulieren sind), ist das eine Gratwanderung: Etwas zum Massenphänomen zu erklären, kann auch zu Täterlegitimierung und letztlich Verharmlosung führen.

Ursachen und Erscheinungsformen

Wenn man sich als Sozialwissenschafter mit einem Phänomen auseinandersetzt, ist es immer von Vorteil, zuerst einmal den „normalen Hausverstand" – pardon: „alltagsweltliche Erfahrung" einzusetzen. Warum kommt es zu familiären Misshandlungen und Gewalttaten?

Naheliegend sind da Vermutungen wie Alkoholeinfluss, schlechte, beengte Wohnverhältnisse, Stress im Beruf oder durch Arbeitslosigkeit, Armut und Streit um Geld, Überforderung durch Kindererziehung, Eifersucht, Angst vor Beziehungsverlust, Trennungssituationen, Überlastung durch Pflege von (unter Umständen dominanten, despotischen oder dementen) Älteren ...

Das ist natürlich alles plausibel und spielt selbstverständlich eine Rolle, aber: Es ist erstens eine Vermischung von Ursachen und Auslösern, und zweitens: Sozioökonomische Merkmale, Schichtzugehörigkeit und situative Spannungsfaktoren in Beziehungen ergeben bestenfalls – oder eher schlechtestenfalls – Rahmenbedingungen für bestimmte Ausprägungen von physischer, psychischer oder sexueller Gewalt.

Mit derartigen Erkenntnissen als Ausgangspunkt beginnt der Sozialwissenschafter wissenschaftlich zu denken – zunächst einmal in dem Sinne, dass eine gute Theorie allemal die beste Grundlage für Empirie und Praxis darstellt, und dahingehend, dass nicht das Besondere, sondern das Allgemeine erklärungsbedürftig ist. Also nicht: warum setzt jemand, der unter Druck steht, verzweifelt ist, eifersüchtig ist, einen Gewaltakt, sondern warum sind viel mehr Menschen in derselben Situation nicht gewalttätig?

Es greift zu kurz, versucht man sich an dieser Stelle ausschließlich oder überwiegend auf psychiatrische Deutungsmuster zurückzuziehen – nach dem Motto, wer gewalttätig ist, ist einfach „nicht normal" – obwohl es in Einzelfällen sicher zutrifft. Und es ist auch keine ausreichende Erklärung, der „Gewalt nach außen", also gegenüber anderen Menschen, nur die Alternative einer „Gewalt nach innen", also etwa die Flucht in Drogen, sozialen Rückzug, Passivität und Selbstzerstörung entgegenzusetzen – als Ventil der „Friedlichen und Duldenden", die dem familiären Umfeld gleichwohl Schaden zufügen. (Letzteres wird übrigens gerne als Argument verwendet, wenn man meint, männlicher Gewalt ein weibliches Pendant zuweisen zu wollen ...)

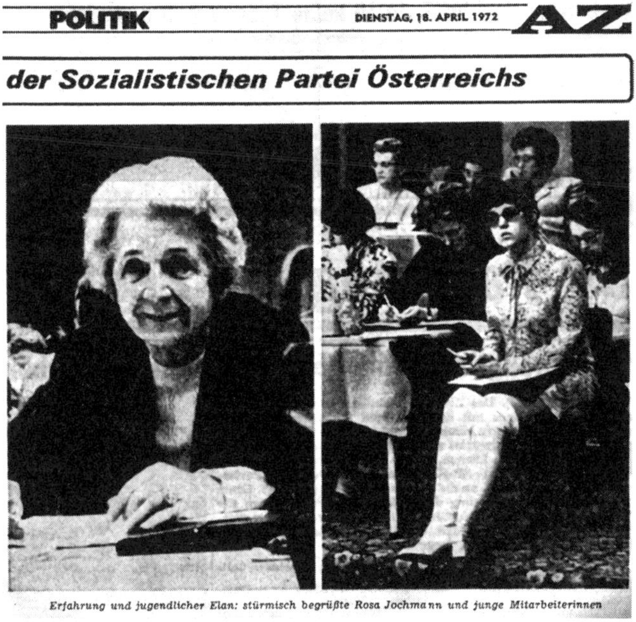
POLITIK DIENSTAG, 18. APRIL 1972 AZ

der Sozialistischen Partei Österreichs

Erfahrung und jugendlicher Elan: stürmisch begrüßte Rosa Jochmann und junge Mitarbeiterinnen

1972, Villacher Parteitag der SPÖ, an dem die Gesetzesinitiative zur Fristenlösung beschlossen wurde, im Vordergrund Rotraud, dahinter (rechts) mit langen Haaren und Brille Helene Klaar

Geschlecht und Macht

Wie verhält es sich nun mit den Geschlechterverhältnissen in unserer Gesellschaft in Relation zur Gewalt? Jede Auseinandersetzung mit Ursachen und Bedingungen von Gewalt muss bestehende Machtverhältnisse mitdenken, wobei die patriarchal geprägte Konstitution unseres Gesellschaftssystems zentraler Fokus der Analyse sein muss. Geschlecht ist in unserem sozialen Zusammenleben eine zentrale Strukturkategorie, die Frauen und Männer unterschiedlich im Gesellschaftsgefüge verortet – mit einer expliziten Schief- bzw. Ungleichheitslage zuungunsten von Frauen.

Asymmetrische Machtverhältnisse charakterisieren im Übrigen auch die Situation von Kindern, alten und behinderten Menschen, wobei letztere, wie erwähnt, erst seit wenigen Jahren bei der familialen Gewaltdiskussion mitgedacht werden.

Jedenfalls ist „das Recht des Stärkeren" in unserer modernen Gesellschaft noch immer ein quasi allgemein anerkannter und vor allem „männlicher" Tatbestand, wird oft achselzuckend akzeptiert, kaum kritisiert, eher noch verherrlicht in Medien, Filmen, Fernsehen, Internetspielen. Selbst die „guten alten Märchen" und Sagen kommen ohne Gewalt scheinbar nicht aus.

Und die Kunst: Liebe, Gewalt und Tod sind klassische Hauptthemen – Menschen haben offenbar seit jeher eine Schwäche für die „amour fou", für Liebesdramen, die fatal enden.

Und wo es nicht die Liebe ist, ist es die Macht, das Streben nach Macht, nach mehr Macht, die Angst vor Verlust der Macht, die die großen Dramen der Weltgeschichte charakterisiert – und oft hat das eine mit dem anderen zu tun. Ist also Machtausübung, ist Gewalt etwas ganz „Natürliches"?

Darwinisten würden das bejahen – das „Recht des Stärkeren" gründet ihrer Meinung nach darauf, dass nur der Stärkere überlebt. Das mag für die Flora und Fauna nun auch wirklich zutreffen – die Menschen sind entwicklungsgeschichtlich aber doch anders zu interpretieren.

Sehen wir den Menschen einmal in einem Spannungsfeld – man könnte es durch ein Dreieck symbolisieren – in einem Spannungsfeld zwischen Natur, Kultur und Zivilisation. Eines ist vom anderen nicht zu trennen – der Mensch ist selbstverständlich zunächst ein Teil von Natur – allerdings, wie Gehlen schon sagte, ein Mängelwesen, eine extrauterine Frühgeburt. Er bedarf zu seinem Überleben der Einbettung in einen (je kulturspezifisch geprägten) sozialen Zusammenhang, wobei Kultur für den Sozialwissenschafter die Art und Weise ist, wie Menschen leben und zusammenleben.

Wenn dieses Zusammenleben mit seiner spezifischen Qualität eine gewisse Quantität erreicht – also eine größere Anzahl von sesshaften Menschen an einem Ort –, kommt es zur Herausbildung von individuen- und gruppenübergreifenden regulierenden Vergesellschaftungsformen quasi staatlicher Art, kulturspezifische Moral und Sitte werden ergänzt durch einen politischen und rechtlichen Rahmen, also durch zivilisatorische Bedingungen.

Das Naturwesen Mensch, zuallererst gesteuert von seinen triebhaften Bedürfnissen, erfährt in seiner Primärgruppe (Familie) nicht nur Ernährung und Wärme, Sicherheit, Emotionalität, Zuwendung und Kommunikation, sondern auch die Vermittlung von Kulturtechniken, Objektivationen und Werten.

Das Hineinwachsen in einen umfangreicheren gesellschaftlichen Rahmen konfrontiert den kleinen und größer werdenden Menschen mit Institutionen wie Schule, Beruf, Gemeinde, Staat mit all deren Zielen, Regelwerken und Normen.

Der Prozess der Enkulturation und der Sozialisation ergänzen einander und führen zur „Personalisation", also dem kulturell und sozial integrierten Individuum. Dass es im Verlauf dieser Prozesse zu vielfältigen Brüchen kommen kann, dass diese Abläufe sozusagen stecken bleiben können, dass es Rückschritte geben kann, liegt auf der Hand. Das gilt vor allem für das Individuum, das „von Natur aus" eher ruhig und sanft oder laut und wild sein kann – wir kennen das von Kindern. Wenn ein sanftes Kind in einem sehr konfliktbetonten kulturellen und sozialen Ambiente aufwächst, kann zweierlei passieren: entweder es passt sich an oder es wird zum Opfer – in seinem familiären Umfeld und in der Gesellschaft.

Das Gegenbeispiel ist das sich auflehnende Kind in einem sehr friedliebenden Umfeld. Es kann sein, dass es andere zunehmend unter Druck setzt und Macht ausübt, aber auch, dass es sehr schnell zum Außenseiter wird und aus dieser Situation heraus entweder resigniert oder erst recht mit allen Mitteln Durchsetzung zu erreichen sucht. Diese Konstellation scheint mir heute – nicht zuletzt aufgrund erziehungsverunsicherter Eltern – nicht selten zu sein. Nicht wenige Jugendprobleme sind darauf zurückzuführen, dass triebhaftes Ausleben von Bedürfnissen weder im primären (Familie) noch im sekundären Bezugssystem (Schule, Peer Group) von kulturspezifischen Werten und gesellschaftlichen Normen so „überformt" wird, dass regelkonformes Verhalten sichergestellt ist.

Zu diesen individuellen (aber natürlich sozial geprägten) Verhaltensverläufen kommen noch eine „historische" und eine kulturelle Dimension. Historisch gesehen ist Gewaltfreiheit noch nicht lange und kulturell gesehen beileibe nicht überall ein Wert. Bis vor vielleicht drei Jahrzehnten waren auch in unseren Breiten körperliche Auseinandersetzungen bei Buben geradezu wünschenswert, und Ehemänner, denen „die Hand auskam" und die ihre „ehelichen Rechte" ohne Rücksicht auf weibliche Bedürfnisse einforderten, weder eine Seltenheit noch überhaupt wirklich ein Thema. Immerhin sind die entsprechenden gesetzlichen Grundlagen in Österreich – Familienrechtsreform bzw. Züchtigungsverbot und Strafbarkeit von Vergewaltigung in der Ehe – gerade einmal 20, 30 Jahre alt. Kollektives Lernen dauert offensichtlich lange, und gesellschaftliche Subkulturen resp. andere Kulturen im ethnischen Sinn haben mit der „Enkulturation" egalitärer Werte etwa im Hinblick auf das Geschlechterverhältnis) und gewaltsanktionierender Normen noch zusätzliche Akzeptanzprobleme.

Gesellschaftliche Situation, Frustration und Aggression

Die Gründe dafür liegen – nicht nur, aber auch – im gesellschaftlichen Klima und den situativen Lebensbedingungen. Vorurteile, Ablehnung, Isolation, Ghettoisierung sind nicht der Boden, auf dem die Bereitschaft gedeiht, das eigene Werte- und Normensystem zu überdenken. Ganz im Gegenteil: Eher ist Fundamentalismus die Antwort. Und relative Deprivation, also Benachteiligung im Hinblick auf Lebenschancen im sozioökonomischen Sinn, bewirkt in vielen Fällen eher Frustration und Aggression als Integrations- und Leistungsbestrebungen.

Die Human- und Sozialwissenschaften gehen mittlerweile mit den Begriffen Aggression und Gewalt – und auch den dazugehörigen Erklärungsmustern sehr vorsichtig um. Zu unterschiedlich sind die Ausgangspositionen, die analytischen Zugänge und die theoretischen Folgerungen. Weitgehende, wenn auch nicht vollständige Einigkeit besteht heute darüber, dass es – wie in der Regel von Verhaltenswissenschaftern und Psychoanalytikern erklärt, so etwas wie einen „angeborenen" Aggressionstrieb gibt. D.h. eine latente Intention bzw. Handlungsmuster, die auf die (physische) Verletzung eines anderen Lebewesens abzielen. Diese Meinung vertreten etwa Siegmund Freud und Konrad Lorenz. Erich Fromm korrigiert dahingehend, dass nur „gutartige" oder defensive Aggression (also Notwehrreaktionen) angeboren, d.h. phylogenetisch programmiert sei, während „bösartige" Aggression sich als eine Reaktion auf lebensschädigende Einflüsse der sozialen Umwelt entwickeln. Und er nimmt auch in gewisser Weise vorweg, was Johan Galtung, der zunächst direkte und strukturelle Gewalt unterscheidet, mit einer dritten Variante, mit „kultureller Gewalt" meint, nämlich eine, durch die niemand direkt verletzt wird, die aber die Grundlage und Legitimation für direkte und strukturelle Gewalt liefert.

Generell wird heute Aggression als komplex sozialwissenschaftlich zu erklärendes Verhalten angesehen, bei dem das Naturmoment Trieb nur als ein auslösender Faktor neben anderen Ursachen betrachtet wird. Sozialisationsprozesse (wobei die Sozialisationstheorie wesentlich über die Lerntheorie hinausgeht) und situative resp. personale Gegebenheiten werden herangezogen, etwa in dem Sinn, dass die ursprüngliche Frustration-Aggression-Hypothese von Andreas Bandura als Frustration-Antrieb-Hypothese neu formuliert wird: auf ein Frustrationserleben hin steigert sich jedes (grundgelegte bzw. erlernte, situationsspezifisch naheliegende oder kulturell geprägte) Verhalten in seiner Intensität – also nicht nur Aggression, sondern etwa auch Apathie, Abhängigkeit oder konstruktives Verhalten.

Bei Erwachsenen ist der „Aggressionstrieb" in der Regel kulturell, sozial überformt. Er wird als Regelverletzung interpretiert und die Sanktion wird akzeptiert – wie bei kriminellen Gewalttaten im „öffentlichen Bereich". Wo die Kanalisierung von Aggression (und das Umwandeln in konstruktive Aktivitäten) aber nicht ausreichend gelernt und im sozialen Umfeld positiv erlebt wurde, kann es zu einem „Verstecken" und Ausagieren der Aggression im nichtöffentlichen, familiären Umfeld kommen – den strukturell Schwächeren gegenüber.

Gewaltprävention: Probleme und Chancen

Wenden wir uns nun der Gewaltprävention zu. Natürlich geht es dabei um staatliche, legistische, sozialpolitische und sozialarbeiterische Maßnahmen zur Verhinderung von Kriminalität bzw. sozial schädigendem Verhalten. Aber beileibe nicht nur, denn geht es nicht auch um ein spezifisches gesellschaftliches Klima, um Lebensbedingungen und Lebenschancen von Menschen? Und kann daher gesellschaftliche oder staatliche Sanktionierung Wertmaßstäbe, Einstellungen, Verhaltensdispositionen und letztlich Verhalten ändern, vor allem unter Zukunftsaspekten gesehen? Für den Augenblick funktioniert das natürlich. Wer gerade eingesperrt ist, wird kaum kriminelle Taten setzen können.

Die modernen Sozialwissenschaften haben sich in den letzten Jahrzehnten zwar recht eindeutig von ihrer früheren, oft naiv-kompromisslosen Ablehnung jeder Art von Repression und Sanktion verabschiedet. Aber es sind neue „Feindbilder" aufgetaucht. Ansätze, die gerade nicht Zwang und Strafe, sondern Bewusstwerdung und Empowerment zum Ziel haben, werden als manipulativ und stigmatisierend interpretiert.

Überlegungen im Hinblick auf die Effizienz potenziell abschreckender bzw. tatverhindernder Maßnahmen sind in diesen Disziplinen jedenfalls unpopulär, zumal der empirische Zugang zu dieser Fragestellung schwierig bis unmöglich erscheint. Ob Prävention, häufig sozusagen als Gegenpol zu Repression und (negativer) Sanktion verstanden, in der gegebenen gesellschaftlichen, staatlichen und rechtlichen Konstellation und mit den bisher bekannten Strategien überhaupt möglich ist, kann empirisch schwer nachgewiesen werden.

Die Komplexität und Interdisziplinarität des Begriffs Prävention erfordert eine Präzisierung. Zunächst dahingehend, welchen Haltungen und Handlungen man – im Wortsinn – zuvorkommen will. Haltungen und Handlungen, Einstellungen und Aktionen, Reaktionen bzw. Interaktionen sind natürlich ineinander verschränkt, aber es sind meist keine einfachen Ursachen-Wirkungskonstellationen festzumachen.

Wenn man sich mit Vorbeugung im Hinblick auf Aggression bzw. Gewalt befasst, sollte zwischen diesen beiden Begriffen differenziert werden, nachdem zumindest im Common Sense das eine mehr oder weniger eine Haltung ist, und nicht notwendigerweise, aber häufig in das andere, und das ist in der Regel eine Handlung, übergeht. Aber die Trennung ist unscharf, denn man kann natürlich auch von Gewaltbereitschaft und Aggressionshandlungen sprechen. Dennoch: Jemand, der sich aggressiv verhält, muss noch lange keine (zumindest direkte) Gewalt ausüben, und Gewaltakte (etwa im strukturellen Sinn) basieren häufig nicht auf zugrundeliegenden Aggressionen, sondern auf Macht- und Kontrollfunktionen. Oder implizieren Macht und Kontrolle in irgendeiner Form aggressive Tendenzen – auch in Staat und Gesellschaft?

Wenn wir nun versuchen, von den Ursachenkonstellationen Schlüsse in Richtung Prävention zu ziehen, liegt auf der Hand, dass es nur schwer möglich sein wird, Menschen mehr oder weniger generell vor Frustrationen zu schützen. Dennoch ist es partiell machbar, etwa im Hinblick auf den familiären und gesellschaftlichen Umgang mit Jugendlichen mit Schul- oder Arbeitsmarktproblemen. Das allerdings setzt zweierlei voraus: veränderte gesellschaftliche Wertestrukturen resp. Bewertungsmaßstäbe und konkrete politische und ökonomische Initiativen.

Nun nehmen wir aber an, dass die Reaktionsmuster auf Frustration erlernt und situationsspezifisch geprägt sind. Dann bedeutet Prävention, in der Familie und in der Schule anzusetzen, wie aber, wenn wir gleichzeitig wissen, dass viele Eltern(teile) eigene Gewalterfahrungen unverarbeitet in Partnerschaft und Erziehung umsetzen, und Schule zumindest in der derzeitigen Konstellation ohne strukturelle Gewalt bzw. Repression kaum denkbar ist? Aggressives Verhalten und Gewalt determinieren ja genau die besonders sensiblen zwischenmenschlichen Situationen und werden letztlich dort auch strukturell verfestigt.

Familienbezogene Präventionsansätze

Das legt nun einen auf Problemindividuen und Problemgruppen resp. familienbezogenen Präventionsansatz nahe. Dabei handelt es sich um genau diejenigen Maßnahmen, die derzeit mehr oder weniger effizient und mehr oder weniger flächendeckend – letzteres leider eher weniger – angeboten werden (Interventionsstellen gegen Gewalt in der Familie, Frauenhäuser, Kinderschutzzentren). Und es handelt sich dabei um Maßnahmen, die zumindest nicht in einem umfassenden Sinn als präventiv gelten können, denn sie kommen in den meisten Fällen nicht eigentlich Gewalthandlungen zuvor, sie verhindern nicht Gewalt, sondern sie verhindern Schlimmeres: die Wiederholung oder Eskalierung von Gewalt. (Eine Ausnahme ist das neue Anti-Stalking-Gesetz, das in der Durchbrechung der Gewaltspirale tatsächlich relativ früh ansetzt.)

Diese Funktion (Schlimmeres zu verhindern) soll nicht unterschätzt werden und im übrigen auch nicht die Tatsache, dass diese Art von Prophylaxe eng und notwendig verknüpft ist mit einem entsprechenden legistischen Background, denn ohne Gewaltschutzgesetz und Wegweiserecht als wesentliche Stütze intervenierender Institutionen wären deren Möglichkeiten sehr eingeschränkt.

Hier erhebt sich die Frage, wie es sich mit dem Zusammenhang zwischen gesellschaftlichem Bewusstsein und legistischer Festschreibung verhält. Verändern Gesetze gesellschaftliche Werthaltungen, oder sind sie Reaktionen darauf? Sind Gesetze imstande, präventiv Verhalten zu ändern, erwünschte Handlungen quasi zu bestätigen und unerwünschte zu verhindern, oder sind Gesetze Reaktionen auf negativ sanktioniertes Verhalten?

Vor allem aber: Wenn man weiß, dass Gewalt – auch sexuelle Gewalt – vielfach ein „Familienphänomen" ist, wie steht es hier mit der potenziellen „Treffsicherheit" der Maßnahme? Reduzieren höhere Strafen nicht noch die Anzeigebereitschaft der Opfer bzw., verstärken sie nicht die familiäre „Schweigespirale"?

Skepsis gegen präventive Intervention?

Diese Fragestellung ähnelt der, die zuvor als naiv-kompromisslose Ablehnung von Sanktionen durch die Sozialwissenschaften dargestellt wurde. Und sie lässt sich, wie auch festgestellt, erweitern. Handelt es sich nicht durch die Zuweisung von Personen(gruppen), etwa Einzelnen oder ganzen Familien, in den Wirkungsbereich von Institutionen der Sozialarbeit oder in Therapien um unzulässige Manipulation, die in intime Sozialsphären eingreift? In die Paarbeziehung oder die Familie, deren Privatheit und Autonomie als so schützenswert angesehen wird? Wird mit der Propagierung bzw. der versuchten Enttabuisierung des Aufsuchens von Beratungsstellen, des sich in medizinisch-psychiatrische oder psychologische Behandlung Begebens, mit dem Angebot an betreuten Schutz- und Notwohnungen riskiert, dass diejenigen Menschen, die diese Angebote in Anspruch nehmen bzw. nehmen müssen, gesellschaftlich diskriminiert und stigmatisiert werden?

Die Skepsis mancher Human- und Sozialwissenschafter in Ehren: Wir werden ohne diese Maßnahmen auf keinen grünen Zweig kommen. Gesellschaftspolitische Strategien können sicher einiges bewirken: eine ökonomische Grundsicherung, die Reduzierung von Arbeitslosigkeit, eine Versorgung mit adäquatem Wohnraum, eine Verminderung des Leistungsdrucks in Schule und Betrieb, eine erhöhte Partizipation im Bereich Freizeit und Kultur. Wir sind uns, denke ich, über die Wünschbarkeit einig. Dass im Kontext damit Delikte, natürlich auch Gewaltdelikte, verhindert werden können, liegt auf der Hand. Dennoch bedarf es einer Vielzahl von differenzierten Interventionen.

Prävention bedeutet jedenfalls, dass Instrumente des Staates, aber auch der (Bürger-)Gesellschaft, der Gemeinwesen und verschiedenster öffentlicher und privater Institutionen einzusetzen sind. Und zwar sowohl hinsichtlich der möglichen Täter wie Opfer und auch in Bezug auf gesellschaftliche Entwicklungen, womit das Werte- und Normensystem ebenso gemeint ist wie die Lebenssituation der Menschen und ihr Potenzial zur Krisenbewältigung.

Was das Werte- und Normensystem betrifft: In einer individualisierten, stark neoliberal geprägten Soziokultur gibt es eine Art Zwang oder Verpflichtung zu

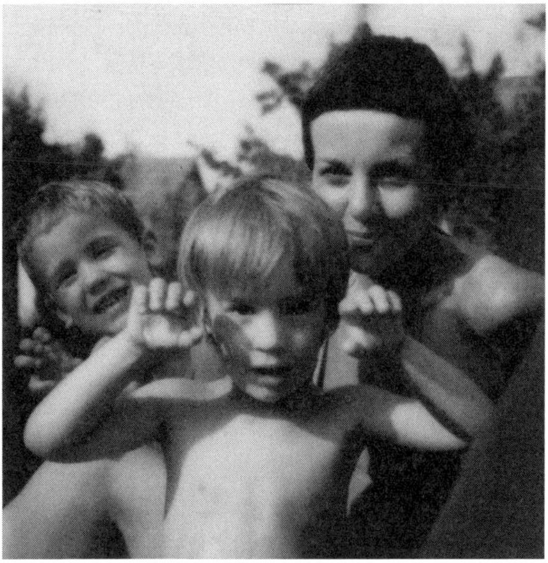

1976, Rotraud mit den Söhnen Roman-Alexander, geb. 1972, und Robin-Nikolaus, geb. 1974, im Kleingarten am Laaer Berg

Leistung und Erfolg und wenig Solidarität. Man müsste einmal tolerieren und akzeptieren können, dass Scheitern möglich und auch „verzeihlich" ist und Schuldzuweisungen kontraproduktiv sind.

In der Kinderschutz- und Familienarbeit ist jedenfalls ein wesentlicher Ankerpunkt für Gewaltprävention zu sehen, wenn man davon ausgeht, dass hier Sozialisationsbedingungen und Lernerfahrungen eine entscheidende Rolle spielen. Zumindest handelt es sich hier ebenso wie etwa bei den Interventionsstellen gegen Gewalt um Teile eines ausbaufähigen Netzes zur Krisenintervention. Über die tatsächlich präventive Wirkung, also darüber, ob diese Einrichtungen generell einen Beitrag zur Gewaltvermeidung leisten können, kann man unterschiedlicher Meinung sein. Im speziellen Fall, bezogen auf einzelne Betroffene und Gefährdete, auf Familien resp. Milieus, geschieht es auf jeden Fall.

Besonders wichtig ist, dass Gewaltprävention sich nicht auf „sozialarbeiterischen Inseln" abspielen kann. Damit ist sowohl die Notwendigkeit einer Vernetzung zwischen verschiedensten Sozialeinrichtungen wie auch die Kooperation mit den Schnittstellen zur Arbeitsmarktmarktpolitik, zur Bildungs- und Wirtschaftspolitik, zur Kommunalpolitik gemeint und vor allem die Kooperation zwischen Sozialarbeit und Innen- bzw. Justizpolitik, die Zusammenarbeit mit Judikative bzw. Exekutive.

Prävention als gesellschaftspolitischer Auftrag

Gewaltprävention bedeutet jedenfalls, dass Instrumente des Staates, aber auch der (Bürger-)Gesellschaft, der Gemeinwesen und verschiedenster öffentlicher und privater Institutionen einzusetzen sind. Und dieses Potenzial zur Krisenbewältigung bedarf noch der Stützung durch ein quasi „Selbstverständlichwerden“ der Inanspruchnahme von Beratungen und Hilfen im Sinne der Hilfe zur Selbsthilfe. Wie schwierig das aber ist, können alle Männerberatungen, alle Anbieter von Antigewalttrainings bestätigen. Die Instrumente wären längst ausreichend ausgefeilt, würde man(n) sie nur in Anspruch nehmen. Und würde man MANN dazu ausreichend animieren, notfalls mit ein wenig mehr Druck als bisher. Hier besteht noch ein Auftrag an Gesetzgebung und Vollziehung, aber auch an intermediäre Organisationen und Medien.

Notizen von Renate Brauner

Nur eine Gesellschaft des sozialen Miteinanders, der gelebten Toleranz und Solidarität kann auch wirtschaftlich erfolgreich sein. Daher ist es mir in meiner politischen Verantwortung besonders wichtig, Gerechtigkeit, Chancengleichheit und Solidarität in den Mittelpunkt zu stellen. Rotraud A. Perner ist nicht nur eine Garantin für volle Säle bei Diskussionsveranstaltungen, was ich viele Male miterleben durfte und eine Garantin für Bücher, die Inhalte und Publikumserfolge vereinen.

Sie ist auch eine Garantin für kritische, oft unbequeme Meinungen in der Öffentlichkeit. Rotraud A. Perner ist und das habe ich – ihr über viele Jahre persönlich und freundschaftlich verbunden – besonders zu schätzen gelernt, immer eine Stimme für die Schwachen, deren Interessen sonst unbemerkt und unbeachtet bleiben. Alles Gute zum übrigens unglaublichen 65. Geburtstag und weiterhin viele kritische, engagierte, frauenbewusste, solidarische und glückliche Jahre.

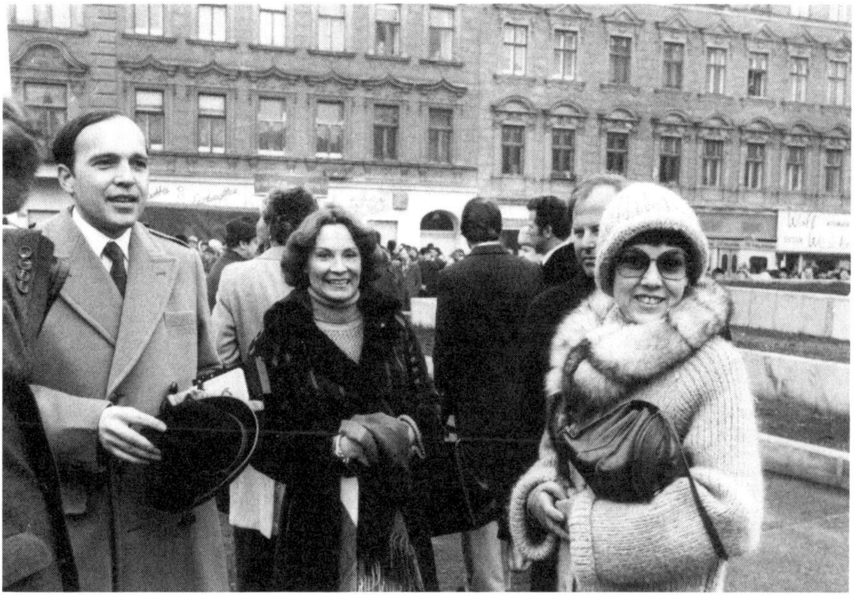

1978, Eröffnung der U1, Rotraud als Bezirksrätin gemeinsam mit dem Unternehmerehepaar Michelfeit und deren Prokuristen Prüfert

Notizen von Peter Ulrich Lehner

Rotraud lernte ich Ende der 1960er Jahre als Juristin in der Schadensabteilung einer Versicherungsanstalt kennen, in der ich tätig war. Wir trafen bei politischen Veranstaltungen im Rahmen der Sozialdemokratie aufeinander, auch noch, nachdem sie später in ein anderes Unternehmen gewechselt hatte.

Mich beeindruckten damals ihr offenes und vielseitig interessiertes Wesen sowie ihre Kontaktfreudigkeit. Die Unbefangenheit, mit der sie über Sexualität sprach, die damals erst langsam ihren Tabu-Charakter verlor, ließ erkennen, dass ihre Aufgeschlossenheit nicht erst des „Zeitgeistes von 1968" bedurft hatte.

Mit Bedauern registrierte ich, dass sie sich inzwischen aus der Sozialdemokratie verabschiedet und damit jene im Stich gelassen hat, die sich, wenn auch wenig erfolgreich, dem Identitätsverlust dieser ehemals bedeutsamsten gesellschaftlichen Bewegung entgegenstemmen. Statt standzuhalten hat sie das Flüchten gewählt. Schade.

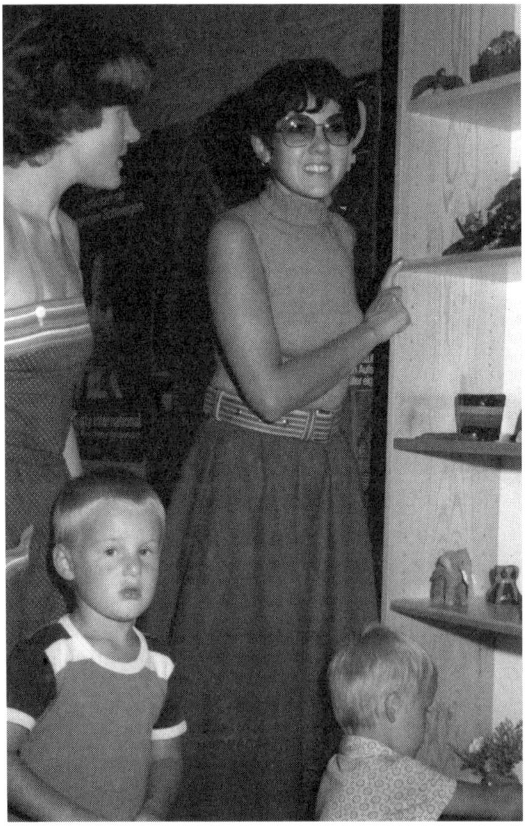

1979, Club Bassena, Rotraud mit Besucherin in einem Schulnebengebäude in Wien 9. Das Gemeinwesenarbeitsprojekt Club Bassena wurde von Rotraud konzipiert und aufgebaut und gemeinsam mit Eva Elisabeth Ourada zuerst 1977 in einem Neubau in Wien 10, mit Inge Hildebrandt 1979 in einem Schulnebengebäude in Wien 9, mit Renate Grossauer-Schnee 1980 am Schöpfwerk in Wien 12 und mit Birgit Mittermayr 1985 am Wienerfeld in Wien 10 realisiert.

Richard Picker

Was können Religionen von Psychotherapien lernen?[1]

Ich muss vorab feststellen, dass es bei einem therapeutischen Referatsthema angemessen ist, „Gegenübertragung" offenzulegen. Es ist geradezu selbstverständlich geworden, möchte man sagen, wenn man die speziell auch in Wien in den verschiedenen Arbeitskreisen praktizierte analytische Reflexion auf ein Referat kennt. Für die Jubilarin dieser Festschrift war das in vielen Gesprächen jedenfalls selbstverständlich gewesen. So widme ich ihr diese Nachschrift meines Vortrages in Erinnerung an viele gemeinsame Gesprächsstunden.

Mein eigener Anteil, der beim Lesen dieser Zeilen zu bedenken ist, ist folgender: Ich hatte eine Nazi-Kindheit als Schüler einer Nationalpolitischen Erziehungsanstalt („Napola"). Das war meine erste Berufsperiode sozusagen.

Nach dem Ende des Hitlerreiches und der nun österreichischen AHS habe ich Theologie studiert und bin schlussendlich katholischer Priester geworden. Ich war das bis zum 38. Lebensjahr. Das war dann die zweite Periode.

Dann tauchte immer stärker eine existenzielle Weltbildfrage auf. Die Folge war, dass ich anschließend Psychotherapeut wurde, weil ich geheiratet hatte, natürlich auch dadurch das priesterliche Amt verloren hatte und in dieser Krise eine Psychotherapie notwendig wurde. In weiterer Folge bin ich von der Therapieszene auch nicht mehr weggekommen.

Nach 40-jähriger therapeutischer Arbeit nun hatten meine Frau und ich beschlossen, die letzten Arbeitsjahre, die uns vielleicht geschenkt sein werden, der Frage „Psychotherapie und Religion" oder exakter „Psychotherapie und Kirche" zu widmen. „Psychotherapie und Kirche" deswegen, weil die konkrete Religion und ihre Kultur hierzulande überwiegend barock-katholisch ist. Aus ihr und den drei großen, alten monotheistischen Religionen stammte im Durchschnitt unsere Klientel als Therapeuten. Dieses Thema beschäftigte mich berufsbegleitend seit 1970[2].

Eigentlich kreisen auch alle meine Publikationen um dieses eine Thema und explizieren es je nach persönlicher Perspektive. Es gibt darin immer wieder eine Frage, die man beispielshalber so aktualisieren könnte: Warum ist dieser Lehrsaal hier an der Universität anlässlich dieses Referates besser besetzt, als es die Kapelle des Allgemeinen Krankenhauses in Wien wäre? Das ist eine Frage zu „Psychotherapie und Religion" und sie ist nicht populistisch gemeint. In beiden Fällen spielt doch „Psychotherapie" und auch „Religion" eine zentrale Rolle.

Sie kennen jetzt meinen eigenen Anteil, wie wir in der Psychotherapie zu sagen pflegen und können so leichter entscheiden, welchen Stellenwert Sie ihm nach Plus und Minus für das Folgende geben wollen. Denn natürlich beeinflusst er meine folgenden Ausführungen.

Jetzt zur ersten Frage

Man könnte den Titel des Vortrages als provokant und demagogisch empfinden: „Was können Religionen von Psychotherapie lernen?“, das klingt so, als ob die Psychotherapie einen Weisheitsschatz hätte und „die anderen“, auch die Religionen, täten gut daran, sich daraus zu bedienen. Es ist deswegen ein provokanter Titel, weil Religionen ja ein 10-, 20faches Alter, historisch gesehen, des Alters der Psychotherapie haben.

Wenn ich hier „Psychotherapie“ sage, so meine ich den durchschnittlich bekannten Wissensstand über Behandlungsverfahren und methodische Settings (also auch über Rahmenbedingungen), den Therapien benötigen. Die Schulen der Psychoanalyse und die der humanistischen Psychotherapien, der Verhaltenstherapie und die Therapien, die sich nicht eindeutig zuordnen, aber doch an den so beschriebenen Psychotherapien orientieren. Sie sind es, an deren Durchschnittsstand ich mich orientiere.

Ich muss zweitens genau dasselbe auch bei den Religionen tun. Ich muss mich auch bei ihnen an dem durchschnittlichen Bewusstseinsstand von ihrer Gestalt orientieren, unter der sie erscheinen. Wenn ich jetzt die Frage stelle, was können diese Religionen von der Psychotherapie lernen, so ist meine These diese:

Die Psychotherapie ist ein Kind des Christentums und der jüdisch-christlichen Tradition. Das nimmt sich aufs erste in Psychotherapiekreisen etwas seltsam aus, stößt auch auf Skepsis und Kritik, weil ja (praktisch gesprochen) Therapeutinnen und Therapeuten fast immer neben einem etwas kleineren Schul- und Familientrauma ein mindestens ebenso so großes, wenn nicht noch größeres Kirchentrauma in der Gesellschaft erleben und erlebt haben. Und zwar je älter sie sind, desto stärker. Das hängt mit der Sozialisation durch die Großeltern- und Urgroßelterngeneration zusammen, auch mit den pädagogischen und politischen Umständen, in denen sie damals religiös sozialisiert worden sind. Das ist eine lange und schmerzhafte Geschichte. Ich sage, dass der Reflex auf diese Geschichte die stille, informelle Wertordnung der praktisch tätigen Psychotherapeuten und Psychotherapeutinnen in Mitteleuropa darstellt.

Näherhin ist die informelle Werteskala zu beachten. Ganz oben auf dieser informellen Werteskala ist ein Therapeutentypus anzusiedeln, der sich praktisch an der stoischen Philosophie und Weltanschauung orientiert. Hoch achtbare, ehrenwerte Menschen gehören ihm an. Das berührt mich persönlich auch sehr, weil die Stoa wesentlich zur Geschichte Europas gehört, wo so manche Einsichten und Haltungen jahrhundertelang zu beobachten sind. Europa führt offensichtlich nicht nur die jeweilige Position geschichtlich mit sich, sondern vor allem auch die jeweilige Opposition, die zur Ganzheit einer Tradition notwendig ist.

Die darunter liegende Ebene ist die eines existenziell tapferen Agnostizismus: „Alles ist möglich, was wirklich ist, weiß ich nicht, wenn’s überhaupt so etwas gibt, was wirklich sein könnte.“ Darüber kann man dann konstruktivistisch stundenlang streiten. Auch das ist ein Standpunkt, der in sich stimmig, gut argumentierbar und durchdacht erscheint.

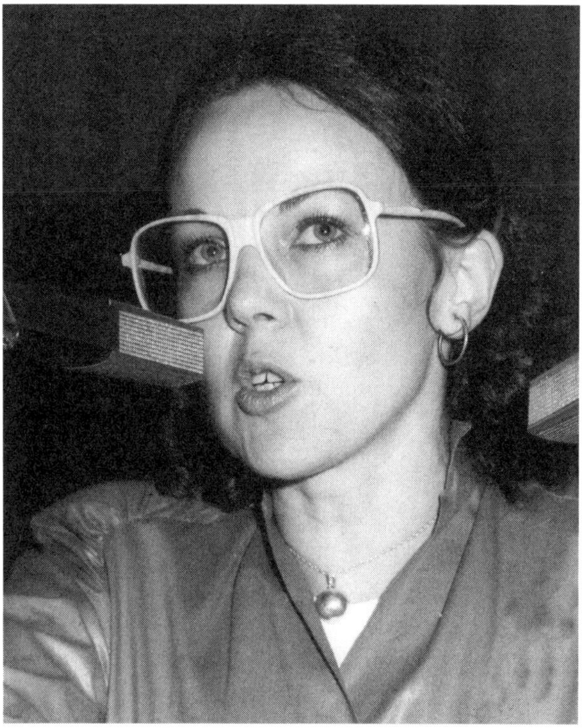

1987, die letzte Wortmeldung bei der SP-Frauenkonferenz, mit der Forderung nach Selbstverteidigung im Turnunterricht für Mädchen. Im Herbst beschließt Rotraud nicht mehr für Bezirksvertretung und Landtag zu kandidieren.

Der nächstfolgende, therapeutisch akzeptabel erscheinende, ist der „buddhistisch" anmutende Standpunkt. Aus vielen Gründen ist er vielleicht auch wissenschaftlich akzeptabel, weil er schon seit 150 Jahren hier in Mitteleuropa wiederum intensiver bedacht wird und also seine Tradition hat, obwohl man bezweifeln darf, dass der durchschnittliche Mitteleuropäer wirklich mit buddhistischen Zentralbegriffen etwas anfangen kann, weil ja der gesamte Kontext der Gesellschaft (Kultur und die Geschichte) fehlt. Ich nehme nur dieses eine so missverständliche Wort „Nirwana" als Beispiel, ohne näher darauf eingehen zu wollen. Ich möchte nicht fragen, was alles an „Nirwana"-Deutungen hier in diesem Raum und in seinen Insassen gegenwärtig ist und was ein praktizierender Buddhist aus Indien oder aus Thailand dazu sagen würde, würde das einfach für ihn verdeutlichbar sein. Dahinter kommen nicht nur die Atheismen, sondern auch die Denominationen aus dem breiten Strom des Christentums.

Sie haben untereinander wiederum eine gewisse Rangordnung: die Orthodoxie ist obenauf, prachtvoll und schön, aber man kennt sie nicht wirklich. Seit der Spätantike grenzt sich der westliche Rationalismus gegen östliches, irrational erscheinendes Schwärmertum ab. Byzanz streitet mit Rom, Bagdad mit Lyon und Cordoba. Das mündete in die Ost-West-Kirchenspaltung und fand zuerst in der karolingischen Renaissance des 8. bis 10. Jahrhunderts und zuletzt im kompakten römisch-katholischen Glaubens- und Lebenssystem des ausgehenden 19. Jahrhunderts seinen prägnantesten Ausdruck.

Die nächstfolgenden evangelischen Kirchen sind angeblich aufgeklärt, frei und fortschrittlich, aber in ihrer Tiefenschichte von derselben „syrisch-palästinensisch-arabischen Mittelmeer-Ost-Mentalität“ affiziert, die auch die katholische Kirche kennt. Diese Mentalität ist wegen ihres Blut-Rache-Verständnisses und der Selbstverständlichkeit des Sündenbocksyndroms in ihren sozialen Bezügen therapeutisch problematisch.

Bleibt noch die römisch-katholische Kirche der Gegenwart. (Wir müssen mit ihrer Nennung unbedingt auch einen zeitlichen Akzent im Heute setzen.) Sie ist für Therapeuten und Therapeutinnen im Augenblick „das Letzte“ wie es im Jargon heißen würde. Denn, da brauch auch ich gar nicht lang darüber sprechen, hier sind wir bei den individuellen Kirchentraumata und den Symbolfiguren dafür angelangt. Das kennen wir alle aus den Therapien. (Allerdings: Es genügt schon ein Papstwechsel und die Wertungen ändern sich stark. Was ja eigentlich zeigt, dass hier Faktoren im Spiel sind, die mit einer wirklichen Kenntnis nicht viel zu tun haben können.)

Die Antwort auf die Frage, was diese vielen Religionen und ihre praktischen Ausprägungen von der Psychotherapie lernen könnten, beantwortet sich verblüffend einfach: Sie können Respekt vor der jeweils konkreten, persönlichen Wahrheit, wie sie sich eben zeigt, lernen. Das würde ihren Verzicht auf ideologische Verbrämungen, auf Projektionen aller Art bedeuten. Das würde auch das Aufsuchen der einzigen verbindenden Plattform aller Humanwissenschaften mit sich bringen – mithin ein großer Hoffnungsschimmer für die sich einende Menschheit sein.

Was nun können Religionen, wenn man Buddhismus als Religion werten will, obwohl er eigentlich eher eine respektvolle Weltanschauung ist denn eine Religion, noch von der Psychotherapie lernen? So fragen wir. Was können also Weltreligionen wie der Hinduismus, der im Grund 100 Religionen in sich birgt (wenn man den Fachleuten glauben darf), was kann der große Bereich der schamanistischen Religionen von der Psychotherapie nehmen, was der stille, schweigende Bereich der Gnosis (Manche Forscher meinen, es sei die weitverbreitetste europäische Religion überhaupt. Niemals trat sie einheitlich in Erscheinung, sondern immer zersprengt in Konventikel und kleine Schulen.), was können alle diese Gruppen von der Therapie lernen? Und zu guter Letzt die schon angesprochenen christlichen in den drei bekannten Ausformungen samt der katholischen Kirche mit eineinhalb Milliarden Mitgliedern: Was haben diese alle eigentlich von Psychotherapie zu lernen?

Darauf antworte ich zuallererst:

Religionen haben zuzüglich zu dem schon Gesagten deswegen etwas von Psychotherapie zu lernen, weil die Psychotherapie an dem Punkt, wo die Religionen in Mitteleuropa in eine totale Krise geraten sind, der Gesellschaft zu ihrer eigenen Weiterentwicklung verholfen haben. Die Psychotherapie ist sozusagen „eingesprungen“, möchte man sagen. So im Zeitalter der Revolutionen ab 1800. Und so ist dieses alte Schlagwort, dass „die Beichtstühle leer und die therapeutischen Praxen voll sind“ nicht deswegen schon falsch, weil es plakativ ist. Wenn man noch dazu rechnet, dass es bei öffentlichen Diskussionen (deren ich wirklich viele zusammen mit Rotraud A. Perner hinter mich gebracht habe) fast nicht möglich ist, mit Theologen das Thema „Psychotherapie und Religion" kontrovers zu diskutieren, weil die Theologen und Theologinnen der Diskussion eher ausweichen. Ihr Verhältnis zu ihrer eigenen spirituellen Tradition ist oft von Minderwertigkeitsgefühlen durchsetzt, dass sie ununterbrochen erklären müssen, dass auch sie gute Therapeuten sind. Und mit jemandem, der sozusagen der Schatten meiner selbst ist, kann ich eigentlich keinen Dialog führen. Ich habe deshalb auch manchmal mit einer gewissen Erbitterung die Position umgedreht und habe gesagt: „Na schön, Herr Pfarrer, übernehmen sie die Position der Psychotherapie und ich übernehme jetzt die der Theologie".

An dieser Stelle zeigt sich dann auch, dass tatsächlich (zum Thema „Was Religionen von Psychotherapie lernen können") die wirkliche Kenntnis der eigenen religiösen Tradition die offene Gestalt ist, auf die die Psychotherapie hinweisen muss. Das ist derselbe Punkt, der in den sogenannten „Familienaufstellungen" so schmal im Zeitrahmen von etwa drei Generationen sichtbar wird. Das wird mit dem Schlagwort „die eigenen Wurzeln entdecken" oder „zu den eigenen Wurzeln stehen" bezeichnet. Jeder von ihnen weiß, was die Entdeckung dieses Punktes für den Patienten bedeutet, der die Orientierung verloren hat. Das wäre der erste, was Psychotherapien den großen Religionen sagen könnten: „Orientiert euch an der Erde. Veritas de Terra. Die Wahrheit kommt auch aus der Erde", sagten die Kirchenväter. Stellt euch eurer eigenen Tradition. Lernt sie kennen, nehmt zu ihr Stellung, sagt „Ja" und „Nein" zu ihr, aber verleugnet und verwischt sie nicht. Es kann sein, dass ein großer Reichtum in ihr verborgen ist, der für zahllose Menschen wichtig werden kann. Denken wir nur an die Riten und Übungen, die in ihnen aufbewahrt sind. Vor allem auch uraltes, vorwissenschaftliches Erfahrungswissen, das man nicht weggeben sollte, ehe man es nicht ausführlich betrachtet hat. Es ist erstaunlich, dass oft und oft diese Grundhaltung besonders für die Christen nicht selbstverständlich ist. Vielleicht ist das auch die Folge der Aufklärung? Mag sein. Es ist jedenfalls erfreulich, dass die Psychotherapie aus ihrer Perspektive diesen Traditionsstrang wieder ans Licht gebracht und zur Diskussion gestellt hat. Religionen können also lernen, ihre eigenen Traditionen ernst zu nehmen.

Wenn wir zum nächsten Punkt voranschreiten wollen, müssen wir fragen: Was in einer Religion für die Gläubigen geschieht, das ist inzwischen bekannt geworden, aber „was geschieht nun eigentlich in einer Psychotherapie?"

Das ist die nächste, weiterführende Frage. Nehmen wir zuerst den klassischen Text des großen Augustinus zur Hand. Er markiert den entscheidenden therapeutischen Schritt von kosmischen Gegebenheiten, Naturgesetzen, materiellen Einflüssen weg auf den Menschen zu. Im Jahr 397 n. schrieb er in Hippo (Nordafrika) über seine Suche nach Gott und nach der Wahrheit Folgendes (Bekenntnisse, Kapitel 10,7 ff.).[3]

> *„Du Herr bist es, der mich beurteilt. Obwohl kein Mensch weiß, was im Menschen ist, außer dem Geist, der im Menschen ist, so gibt es doch manches im Menschen, was nicht einmal der Geist weiß, der im Menschen ist ..."*

Eine Frage tut sich daraufhin für Augustinus auf (8 ff):

> *Was liebe ich denn, wenn ich dich liebe? Es ist nicht die Schönheit eines Leibes, nicht die Anmut eines Lebensalters, ... nicht Manna oder Honig, nicht die Glieder fleischlicher Umarmung ... Nichts von all dem liebe ich, wenn ich meinen Gott liebe. Und doch liebe ich, indem ich meinen Gott liebe, eine Art Licht, eine Art Stimme, eine Art Wohlgeruch, eine Art Speise und Umarmung, denn er ist Licht, Stimme, Wohlgeruch, Speise und Umarmung meines inneren Menschen. Hier leuchtet meiner Seele etwas auf, das kein Raum fasst ... (9) Doch was ist das, was ich da liebe? Ich habe die Erde danach gefragt und sie antwortete mir: „Ich bin es nicht!" Und alles was auf der Erde ist, gestand mir das Gleiche ...*
>
> *Meine Fragen, das war meine aufmerksame Hinwendung zu ihnen, ihre Antwort war ihre artspezifische Schönheit.*
>
> *Daraufhin wandte ich mich an mich selber und fragte mich: „Du – was bist denn du?" Und ich gab mir die Antwort: „Ein Mensch!"*

Nehmen wir zur Antwortfindung aber ganz simpel auch den Gesetzestext (des österreichischen Psychotherapiegesetzes von 1990) zu Hilfe, so klingt die gesamte Fragestellung anders. Rund 1600 schwierige europäische Jahre sind inzwischen vergangen gewesen, die Aufklärungsphilosophie ist ins Land gezogen, Psychologie ist eine Wissenschaft geworden und die Psychotherapie versucht es ihr nachzutun.

Immerhin ist es in der relativ kurzen Zeit seit der Aufklärung gelungen, die Hexenverfolgungen als Wahngeschehen zu diagnostizieren, sodann Wahnkranke einer Behandlung zuzuführen und psychiatrische Heilanstalten an Stelle von Scheiterhaufen zu errichten. Was kultisch-religiös nicht möglich gewesen ist, ist aufgeklärt wissenschaftlich eben doch gelungen. Psychotherapie anstelle von Exorzismus ...!

Deshalb lesen wir sinngemäß im Artikel 1/§1/1 des Psychotherapiegesetzes: Das Ziel der Psychotherapie ist die Minderung von Leidenszuständen mit wissenschaftlich-therapeutischen Methoden. Das klingt natürlich etwas dürr. Aber die Idee, Leidenszustände mit allgemein lehrbaren wissenschaftlichen Methoden zu mindern, ist beachtenswert und sensationell gewesen. Es setzt voraus, dass man es für wichtig hält, jemanden von einem schlechteren oder leidensgesättigten Zustand in einen besseren, lebenswürdigeren, seiner inneren Lebensgestalt entsprechenden Zustand zu verhelfen. Die Idee also einer praktischen Nächstenliebe als „Seelenliebe" setzt ja auch voraus, dass jeder Mensch wert ist, mit therapeutischem Einsatz unterstützt zu werden. Wenn ich stillschweigend der Meinung bin, es gibt eine Schicht in der Bevölkerung, die es wert ist, dass man ihr psychotherapeutisch hilft, und eine Schicht, die das nicht wert ist, erübrigt sich das in diesem Augenblick auch schon von selber. Wenn Sie in Länder der Dritten Welt fahren, und Sie sehen (nicht um das als Vorwurf zu formulieren, sondern als Phänomen), mit welcher Selbstverständlichkeit man über sterbende Menschen auf Gehsteigen hinweggeht (in Manila habe ich das erlebt), dann wird der Unterschied zwischen uns und der Dritten Welt deutlich. Während dort das Leid als Karma interpretiert wird, das einerseits die Gelegenheit zu helfen gibt und andererseits den betroffenen Menschen ein schlechtes Karma zuweist, wird in Mitteleuropa weitgehend medizi-

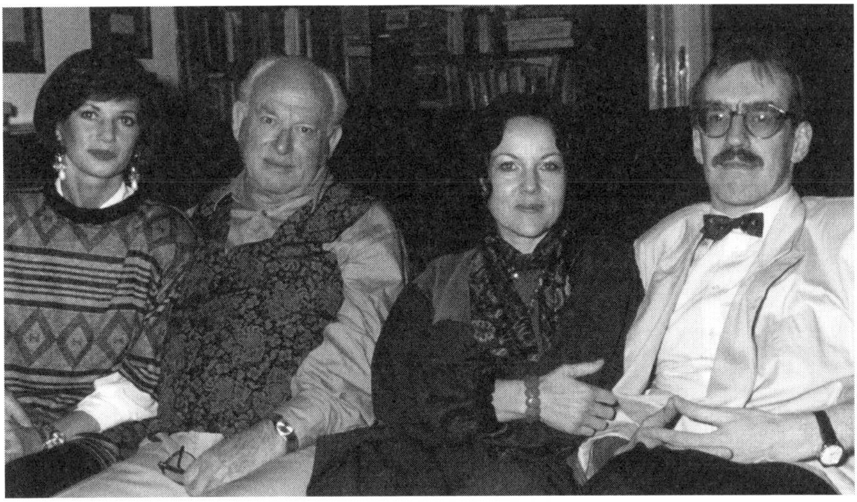

1989, das legendäre Ö 3 Sexhotline-Team: Gerti Senger und Ernest Borneman sowie Rotraud A. Perner und Dieter Schmutzer berieten abwechselnd live von 0-2 Uhr nachts Ratsuchende zu Fragen der Sexualität.

nisch, psychologisch und psychotherapeutisch geholfen. Das ist ein unglaublicher Wert. Wenn Sie bedenken, dass noch im 4./5. Jahrhundert die römischen Senatoren mit Weihrauchträgern rechts und links vor ihren Kutschen oder ihren Läufern gegangen sind, damit sie den üblen Gestank der Slums nicht riechen müssen, dann sehen Sie, dass sich ja doch etwas ins Plus verwandelt hat. Und zwar etwas Erhebliches. Heute würde niemand auf die Idee kommen, es hätte eine Elend zudeckende Funktion, wenn ich mit Weihrauch oder Räucherstäbchen irgendwo gehe.

Dazu kommt Folgendes: Wenn jemand in einer Psychotherapiesitzung berichtet: „Ich habe einen Waschzwang. Ich spüre ihn, er sitzt in meinem Genick und packt mich und ich komme an keiner Waschgelegenheit vorbei, ohne mich sofort waschen zu müssen!", dann handelt es sich um eine phänomenologische Beschreibung, die einer Beschreibung vom Wirken eines Dämons zur Zeit Jesu praktisch gleichkommt. Man hätte in der Bibel auch schreiben können (und es steht auch drinnen): Der oder jener hat einen Dämon gehabt, und der hat ihn gepackt und gebeutelt und zu Boden geschmissen. Vorfälle wie wir sie in Körpertherapien eben auch erleben.

Kann man daher nicht sagen, und das ist meine Frage, in dem Augenblick, wo der israelische, vielleicht auch islamische oder christliche Exorzismus wegen Kraftlosigkeit beendet war, kommt geschichtlich die Psychotherapie und macht unter einem völlig anderen Deckmantel im Grunde ganz das Gleiche wie vorher die Religionen?

Die Kirchen und Religionen hätten also von der Psychotherapie zu lernen, wenn ich das provokant sage, wie man heute in unserer Zivilisation Teufel austreibt. Das Teufel-Austreiben ist eine mythologische Sprechweise. Heilen (im heutigen Weltbild gesprochen) ist dasselbe wie Dämonen-Austreibung nach dem alten Weltbild. Nicht nach unserem Weltbild, aber nach dem alten Weltbild. Wir können also anstelle der „Teufelsaustreibung" vom „Heilen" sprechen. Wenn wir als Psychotherapeuten und Psychotherapeutinnen darin geübt sind (was ich annehme), verschiedene Weltbilder in ihrer Inhaltlichkeit und ihrer Bedeutung für unsere Patienten und für uns zu vergleichen und abzuwägen, was sie bedeuten, dann ist es naheliegend, die heutige psychotherapeutische (man muss ja fast sagen) Bewegung der traditionellen exorzistischen Bewegung in den Religionen hinzuzufügen.

Wenn ich das ganz ernst nehme, dann müsste ich eigentlich sagen, dass die traditionelle Teufelsaustreibung durch die Psychotherapie zu ersetzen ist. Es gibt eine theologische Ansicht über das Kirchenschicksal ab dem 15. Jahrhundert. Sie stammt von Hans Urs von Balthasar aus den 50er Jahren des vergangenen Jahrhunderts. (Balthasar war ein großer katholischer Theologe, der eigentlich Literaturwissenschaftler von der Grundausbildung her war.) Er hat ein schmales Buch geschrieben über das Ende der Kirche, so in der Art, wie wir sie kennen, mit dem Übertitel „Die Schleifung der Bastionen", und er hat dieses Bild einer geschlossenen kirchlichen Gruppierung gebraucht, die Bastionen rund um sich gebaut hatte. Diese werden geschliffen und der gehortete Inhalt verteilt sich über die ganze Welt. Wenn ich heute auf die Psychotherapeuten und Psychotherapeutinnen schaue, so sehe ich, dass es keine Rolle spielt, welchen begrifflichen Stempel der Vorgang hat, wohl aber, dass man auf den Vorgang aufmerksam wird.

Religionen sollen daher Psychotherapeutinnen und Psychotherapeuten als Teufelsaustreiber im alten Sinn und Menschenbefreier im neuen Sinn, als Verbündete in diesen Bemühungen sehen. Wenn Religionen in ihrem Bestand einen Vorbehalt dagegen haben, so ist dieser Vorbehalt zur Diskussion zu stellen, und wenn es heilige Texte geben sollte, die diesen Vorbehalt verstärken, dann sind die heiligen Bücher von diesen heiligen Texten zu reinigen. Dazu gehört das Alte Testament in allen Beständen, die den heiligen Krieg und Rache ausdrücken, das sind immerhin 1100 Stellen, in kleinen Teilen auch das Neue Testament und auch der Koran. Der Respekt vor gläubigen Menschen ändert nichts daran, dass manche Stellen heiliger Schriften zu Fanatismus bereite Menschen anzustacheln und aufzuputschen vermögen. So gläubig kann kaum jemand sein, dass nicht der menschliche Grundlevel an Aggressivität (was ins Normaldeutsch übersetzt „rasende Mordlust" heißen kann) unter gegenwärtigen Bedingungen zu einem kollektiven Morden und Töten führen kann, was wegen der immensen negativen Energiezufuhr (der Freudsche „Todestrieb" unter den Triebrepräsentanten!) schwer zu stoppen sein wird.

Das wirkliche Problem aber ist darüber hinaus ein spirituelles. Nach der Bibel (Gen. 4,1 ff.) stellt Gott nach dem Mordbericht an Abel die Frage:

> *„Kain, wo ist jetzt Dein Bruder Abel?"* Kain hat leider nichts anderes zu tun, als zu sagen: *„Was geht das mich an? Bin ich der Hüter meines Bruders?"*

Das hat eine Folge. Die Stimme Gottes sagt, niemand soll Kain umbringen. Er wird zwar verwiesen, aber niemand soll Kain umbringen. Keine Rachejustiz, und leider schon in der nächsten Generation gibt es einen Herrn Lamech mit dem Lied der Blutrache: „Für einen von uns, 70 von euch." (Gen.4, 23 ff.). Laut biblischer Tradition, also eigentlich vom Anfang der Geschichte weg, tobt also eine wahre Mordlust als Großgruppenprozess in der Menschheit. Unsere Erfahrung zeigt, dass ein Mordimpuls durch einen strafenden Mordimpuls zur Potenz, durch Blutrache, nicht zu stillen ist. Die ist nur durch eine Intervention aus einer Menschengruppe, die außerhalb dieser von Rache befassten Gruppe lebt, zu beenden. Sie haben viele historische Beispiele, das jüngste ist der Kosovo, Sie haben das in Griechenland, in Italien … Die Städte mit den hohen Familientürmen sind eigentlich entstanden, weil die Blutrache solche Ausmaße angenommen hat, dass die Menschen, die überleben wollten, im obersten Stockwerk von einem Familienturm leben mussten. Und nur Militärpersonal konnte dann die schönen Städte zeitweise betreten. Dies alles ist durch Tod der gesamten rachsüchtigen Bevölkerung oder Intervention von außen und Entwaffnung beendet worden. Dieses Ergebnis ist deswegen so schrecklich, weil dieselben Texte, auf die sich rachedurstige oder kriegslüsterne Menschen aller Jahrhunderte bezogen haben, auch Bin Laden faszinieren, und wenn Sie Bin-Laden-Texte oder die seiner Bewegung lesen, so ist es lupenreine Verschärfung der aggressiven, tötenden Impulse, der Racheimpulse, allerdings im Namen Gottes. Oder der Götter.

Daher sage ich: Die Religionen sollten von der Psychotherapie lernen, dass diese Texte zu streichen sind, bei drohendem Verlust Gottes überhaupt. Das war dann Nietzsches Stunde. Er hat Gott für tot erklärt. Carl Rogers z.B. widerspricht diesen religiösen Fanatisierungen, die alle auf der Idee basieren, dass für den Tod Abels ein Opfer als Ausgleich gebracht werden muss, damit die Gesellschaft, die Gruppe, groß oder klein in der emotionalen Balance bleiben kann. Man kann nicht sagen, dass diese Form von Opferung von Menschen, Tieren, Pflanzen usw. und dann zuletzt Sündenböcken eine freie Erfindung wäre, die keine soziale Wirkung habe. Es ist nur so, dass die soziale Wirkung nicht anhält, weshalb die Opfer vervielfältigt werden müssen.

Jetzt kommt noch ein Punkt, den Religionen von Psychotherapie lernen können, nämlich die Achtung der konkreten subjektiven Wahrheit. Also, die Übernahme der Verantwortung für das eigene Leben und die eigenen Taten, weil sie im Zusammenhang mit der je eigenen Wahrheit stehen. Vielleicht sollte ich diesen Punkt noch einmal mit zwei Sätzen erklären. Er stammt von E. Fromms Buch „Die Kunst des Liebens".[4] Er nennt die Grundentscheidungen biophil oder thanatophil. Je nach dem, ob ich die Tatsache des Lebens unterstütze – biophil – oder den Tod – thanatophil. Jetzt kann man natürlich sagen, wer von uns liebt schon den Tod und das Töten? Aber Sie wissen aus den tieferen Schichten der menschlichen Person und aus der Tiefendynamik menschlicher Gruppierungen, dass das Nicht-sehen-Wollen naiv ist. Dass es große Weltanschauungen gibt, die sehr wohl den Tod herbeisehnen. Sloterdijk hat über das Mönchstum Buddhas einen Artikel geschrieben, und darin nennt er Mönche kurzerhand Sterbemeister. Und es stimmt ja auch dem Phänomen nach. Wenn Sie einen – buddhistischen oder ägyptischen – Mönch der ersten vier Jahrhunderte nach Jesus in seinem Schrifttum studieren, finden sie unzählige Stellen, wo die Auflösungssehnsucht beschrieben wird, wie Mönche Tränen in den Augen haben, weil sie noch immer essen müssen …

Also entsetzliche asketische Übungen mit dem Zweck, jegliche Anhaftung an das materielle Dasein zu minimieren, inklusive Sexualität natürlich, Frauen natürlich und Kinder. Diese letzteren Beiden sind die Symbolfiguren für Materie nach dem alten Weltbild. Es hat etwas Rührendes, aber auch ein bisschen etwas Verrücktes an sich (entschuldigen sie den scharfen Ausdruck), was z.B. die katholische Kirche mit ihrer Treue zum Zölibat der Priester (da ist eine Art Treue drinnen!) versucht. Es ist das nur leider falsch. Es hat weder Jesus das in dieser Form vertreten, noch hat das Mönchtum irgendetwas mit dem Christentum zu tun. Außer, dass Mönche Christen werden können. Mönchsein ist ein Lebensexperiment, das transkulturell ist. Das ist keine christliche Sache, obwohl die christlichen Kirchen das oft so darstellen. Viel davon hat schon Luther ganz richtig dazu gesagt.

Die ganz selbstverständliche therapeutische Berufshaltung ist sogar gesetzlich biophil ausgerichtet, wenn man sich nicht daran halten würde, wäre man als Therapeut und Therapeutin gesetzlich bedroht.

Und das ist die Größe, die ich im Kairos (im guten jetzigen Augenblick) finde, das Plus unserer heutigen Situation sozusagen, die mühselig erreicht worden ist. Jetzt ist die Geschichte weitergegangen. Jesus hat nicht nur die Sympathie für alle verfolgten Propheten, er hat auch selbst in seinem gesamten Leben mit den Entrechteten und Armen und Ausgeschlossenen sympathisiert und ist auch deshalb ans Kreuz gehängt worden und hat das Sündenbockopfer für beendet erklärt. Das religiöse Opfer ist etwas anderes. Opfergaben sind z.B. die Verbrennung von 20.000 Tieren im Jahr, um Gott gütig zu stimmen. Es gibt ein österreichisches Sprichwort von Johann Nestroy, das diese Art von Opferei in humorvoller Weise ad absurdum führt. In der Posse „Freiheit im Krähwinkel", glaube ich, sagt Johann Nestroy: „Darum preisen wir Gott laut, weil er uns sonst niederhaut". Es ist eine unglaubliche Denunziation Gottes, wenn man annimmt, dass getötete Menschen, umgebrachte Häretiker, Abweichler oder sonst etwas Gott gütig stimmen. Das muss man sich klar machen.

Ich erinnere Sie an unsere Familien. Wir können kaum ohne Sündenbock leben. Man braucht nur ein, zwei, drei Generationen mit einiger Kenntnis der Vorfälle nach hinten gehen und schon steckt man bei einem Sündenbock. Viele von uns hier waren das vielleicht zeitweise in ihrer Kindheit. Es gibt manche Leute, die tragischerweise direkt nach Sündenböcken süchtig sind, was man als Therapeut ohnmächtig miterlebt. Es zeigt uns aber, dass wir erst mühselig lernen müssen, ohne Sündenböcke zu leben. Es gibt, glaube ich, keinen solid handwerklich arbeitenden Therapeuten, der nicht an der Rücknahme von Projektionen arbeiten würde. Das heißt praktisch: „Bleib bei dir, übernimm deine Verantwortung und lebe nicht durch Abschiebung deiner Verantwortung auf andere!" Das zeigt auch der libidinös angeheizte Vorgang bei Kain und Abel. „Den bring ich um, dann ist alles Negative weg!" Negativ ist, dass Abels Rauch zum Himmel steigt und Kains Rauch am Boden bleibt. Sie haben damit den rivalischen, massiven Gruppenmechanismus ganz kurz beschrieben. Und der dritte Mechanismus ist ein total ambivalenter, die Nachahmung. Wenn Sie lange so brav da sitzen, so ist das „der Triumph der Mimesis". Einer macht's dem anderen nach. Eine Phantasie dazu: Niemand holt jetzt plötzlich eine gebratene Gans heraus und isst schmatzend, denn das gehört sich nicht. Nachahmung! Solang das in diesem Rahmen bleibt, ist es ja sozial verträglich. Um mit einem ganz tragischen Fall zu einem Ende zu kommen: Der große Komponist Richard Strauß saß oft mit dem damalig großen, aber jungen Dirigen-

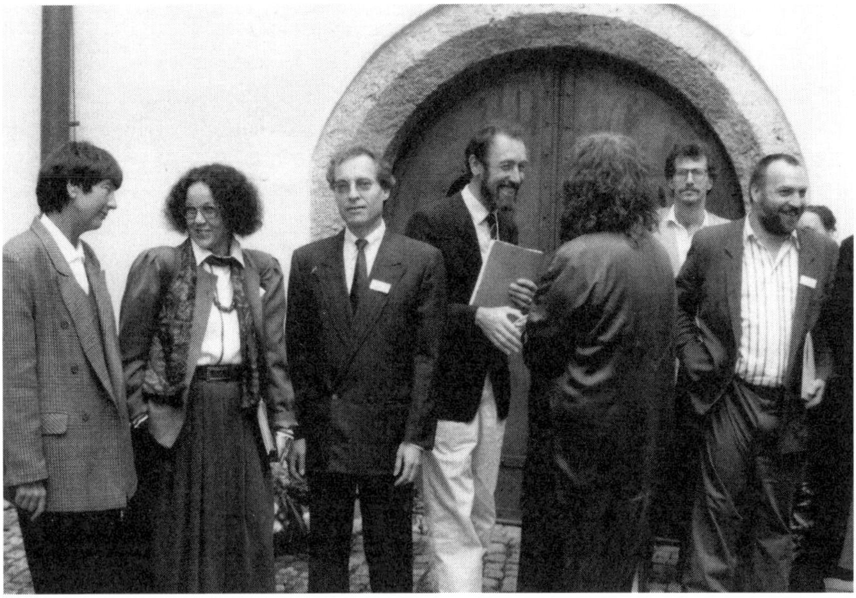

1990, Goldegger Dialoge, v.l.n.r. Gerheid Widrich, Rotraud, Rüdiger Dahlke, Franz Köb, Elfi Geiblinger (von hinten), unbekannt, Alfred Pritz

ten Karl Böhm und dem alten Meister Otto Klemperer, der Jude war, südlich von München bei Kaffee und Kuchen in der schönen bayrischen Sonne. Karl Böhm beschreibt in seinen Lebenserinnerungen „Ich erinnere mich ganz genau" (Frankfurt dtv) eine Begebenheit aus 1933: „Da sagte Richard Strauß zu mir, Böhmerl, du weißt, was in Deutschland los ist. Den Klemperer können wir nicht mehr einladen." Das ist bloß eine kleine Bemerkung, das kann man überlesen. Aber überlegen Sie einmal, es genügt, dass in Deutschland „was los ist" – los war, die Welle gegen Juden – und schon rennt die Mimesis als Prozess dahin. Haben wir immer Kaffee und Kuchen gegessen, würde jetzt niemand mit Otto Klemperer Kaffee und Kuchen essen. Und wenn Sie jetzt die Antisemitismus-Welle in Deutschland im Detail anschauen, aus historischen Berichten betrachten, geht das ganz leicht. So sehen Sie, dass diese Mimesis sich mörderisch auswirken kann.

Aber zu unserem Thema: Es kann mörderisch sein, wenn große Organisationen den Start einer Mimesis machen. Dies einzusehen fällt großen Religionen und auch Kirchen oft unglaublich schwer, weil sie Individualisierung fürchten. Man kann aber nur individuell verantwortlich sein. Ein „Kirchentag" ist ein mimetisches Kollektiv, ein „Es" statt ein „Ich" oder „Du".

Wenn ich das noch einmal ganz kurz zusammenfassen darf. Ich glaube nicht, dass Therapeutinnen und Therapeuten von Religionen nichts zu lernen hätten. Ich glaube ganz im Gegenteil, dass das höchst notwendig wäre. Sie könnten Respekt und Ehrfurcht vor dem religiösen Bereich „dem Himmel" lernen. Aber wenn man das schon will, schlage ich vor, nicht zu solchen Religionen zu gehen, die therapeutisch problematisch sind. Das betrifft vor allem die Frage der Gurus, der Prediger, der Amtsträger und Lehrer bzw. Lehrerinnen. Alle sollten sie ideal sein, aber alle „idealen" Lehrer, Vorbilder usw. stellen sich nach einiger Zeit als höchst durchschnittlich heraus. Das stellt für mich auch eine dynamische Weltbildfrage dar. Sie sind im Grunde alle von ihrer eigenen Macht bedroht. Die spirituelle Macht, die zuletzt den Bevollmächtigten sich unterwirft und schädigt, ist ein großes Thema – siehe Tarot Blatt XV, „Der Teufel" genannt. Ich glaube, dass unser gegenwärtiges wissenschaftliches Weltbild zu knapp ist, um dieses Phänomen wirklich umfassend beschreiben zu können.

In der therapeutischen Arbeit und besonders in der vielfältigen Art und Weise, in der Rotraud A. Perner immer wieder mit bedrohten Menschen tätig war, stand und steht stets der konkrete Mensch im Mittelpunkt. Wenn es stimmt, dass unser Weltbild zu knapp ist, um das therapeutisch-spirituelle Phänomen wirklich beschreiben zu können, das auch die Lebensarbeit unserer Jubilarin ausgemacht hat, so bleibt nichts anderes übrig, als die therapeutische Frage richtig und unvermischt zu stellen. Und was für Frau Perner gilt, gilt wohl auch für das Gros der Therapeuten und Therapeutinnen und aller derjenigen, die sich im sozialen Feld abmühen.

Anmerkungen

1 Nach der privaten Mitschrift eines Referates auf dem World Council of Psychotherapie, Wien 2002.

2 Ich habe darüber publiziert: „Krank durch die Kirche" (Böhlau, Wien 1999), „Der heilige Spagat" (Va bene, Wien 2000), „Zusammenrottungen" (Va bene, Wien 2002) und dann noch „Das Ende vom Lied" (Czernin, Wien 2007). Ein Abschlussaspekt über den Weg und die mögliche Zukunft der Psychotherapie liegt in dem Buch „Exorzismus war gestern. Entdämonisierung durch Psychotherapie" (Kösel, München 2009) vor.

3 Augustinus 1989.

4 Fromm 1958.

Literatur

Augustinus, Aurelius (1989): Bekenntnisse. Philipp Reclam jun., Stuttgart.
Fromm, Erich (1958): Die Kunst des Liebens. Frankfurt/Main.
Picker, Richard (1999): Krank durch die Kirche. Wien.
Picker, Richard (2000): Der heilige Spagat. Wien.
Picker, Richard (2002): Zusammenrottungen. Wien.
Picker, Richard (2007): Das Ende vom Lied. Wien.
Picker, Richard (2009): Exorzismus war gestern. Entdämonisierung durch Psychotherapie. München.

Notizen von Angelika Hager

Rotraud Perner ist wie kaum jemand anderes in der Lage, druckreife Wortkaskaden aus der Hüfte zu schießen. Ihr Geist zeichnet sich durch Unkonventionalität, Wortwitz und die Fähigkeit, in rasender Geschwindigkeit interdisziplinär zu denken, aus. Von der Kirche bis zur Impotenz, vom Burn-out-Syndrom bis zur stillen Aggression – es gibt kein Thema, zu dem dieses schillernde Unikat unter den österreichischen Wissenschaftlern und Psychotherapeuten nicht Fundiertes und Überraschendes zu vermelden hat. Happy Birthday, Rotraud!

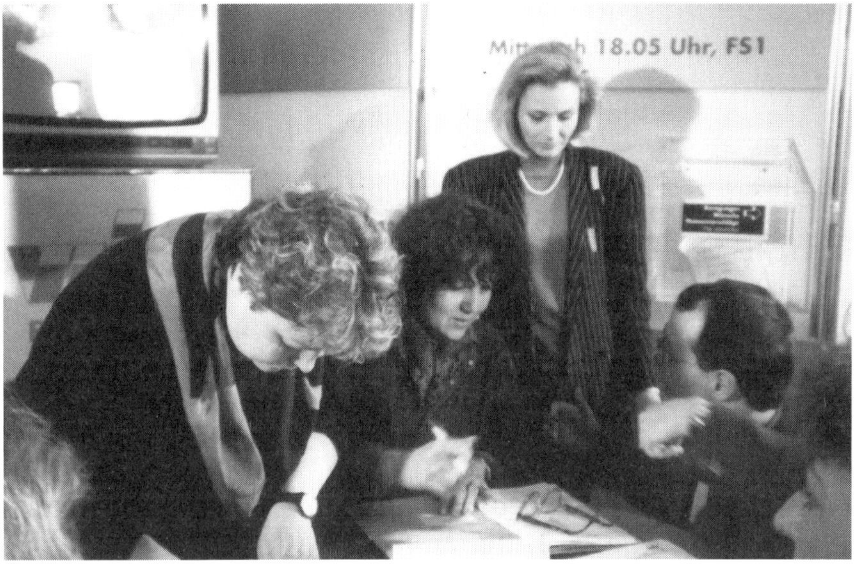

1992, ORF-Wir-Frauen-Stand bei einer Veranstaltung zum Internationalen Frauentag, Rotraud neben Johanna Feuerstein (links) und dahinter Monika Brass

Senta Ziegler

Abbau von Tabus und welchen Anteil Medien daran haben

„Ich empfinde mich als Gesellschaftskritikerin, will aber nicht nur kritisieren, sondern auch verbessern."
Interview mit Univ.-Prof. Dr. Rotraud Perner

Rotraud und ich sind derselbe Jahrgang, 1944, was aus unser beider teutonischen Vornamen unschwer zu erraten ist. Wir haben einander Mitte der Sechzigerjahre an der Universität Wien beim Jus-Studium kennen gelernt. Wir bewunderten uns gegenseitig, wir waren gut, zielstrebig und fleißig. Und auffallend hübsch. Sie dunkel, ich blond.

Beide sind wir in unseren Berufen nicht bei Jus geblieben, obwohl wir beide darin das Doktorat erworben haben. Sie wurde Österreichs bekannteste und verlässlichste Psychotherapeutin, mit Forschungsarbeiten auf den Gebieten Feminismus, Gewaltprophylaxe, Sexualerziehung. Mich hat man erst jüngst wieder zur besten Gesellschaftsjournalistin Österreichs gekürt. Wir blicken also beide auf recht erfolgreiche Karrieren zurück.

Auch privat gibt es einige Parallelen. Beide haben wir zwei Kinder groß gezogen, die heute bereits erwachsen sind, beiderseits haben uns komplizierte Ehepartner das Leben nicht gerade vereinfacht. Sei's drum.

Wir haben einander nie aus den Augen verloren. Ich bin in der Laxenburger Straße, an der Fischerstiege, in Weichselboden, jetzt in Matzen und in der Weihburggasse bei Rotraud ein- und ausgegangen, sie ist eine Meisterin des Umzuges. Während ich seit 1968 immer noch in der einen gleichen Wohnung lebe.

Meine tiefe Freundschaft und hohe Wertschätzung für sie hat nie gelitten, im Gegenteil: Ich habe ihr Fachwissen, ihre Kreativität, ihre Phantasie und Kommunikationsgabe immer geschätzt und weidlich auch immer wieder für meine Zwecke nutzen dürfen, beruflich wie privat. Rotraud ist mir in den größten Krisenmomenten meiner Karriere und meines Lebens immer wieder beigestanden, ein jedes Mal hat sie mir Herz und Rücken gestärkt, hat mich mit dem Mut zu neuen Strategien entlassen und ich bin am nächsten Tag mit größerer Kraft und Finesse neu ins Rennen gegangen, fast immer war die Krise daraufhin erfolgreich gemeistert.
Ich verdanke Rotraud sehr viel und bin sicher, dass unsere Freundschaft bis weit über unsere 65. Geburtstage hinaus bestehen bleibt.

Da Rotraud auch von Medien sehr viel versteht – und sie auch einige wertvolle Seiten in meinem Standardwerk „Die Macht der Medien richtig nutzen" (jetzt „Der

Medien-Knigge", Amalthea-Verlag) beigetragen hat, will ich sie in diesem Kapitel über die Entwicklung der Medien in den letzten Jahrzehnten befragen, insbesondere unter dem Aspekt der Themen, die ihre großen Forschungsgebiete betreffen: den Umgang mit gesellschaftlichen Tabus.

Ziegler: *Welche Tabus sind in der letzten Zeit in den Medien gefallen, das heißt, welche Themen, die früher nicht Gegenstand des medialen Diskurses waren, sind es nun geworden?*

Perner: Auffallend und positiv ist, dass es keine sakrosankten Personen mehr gibt, das hat in den Achtzigerjahren mit dem AKH-Skandal begonnen, als beim Bau des Allgemeinen Krankhauses ein Sumpf aus Korruption und Misswisswirtschaft aufgedeckt wurde und als Richterin Helene Partik-Pablé höchste Manager in U-Haft nahm. Das war der erste Aufschrei, weil sie den Mut gehabt hat, die Tabugrenze der heiligen Person zu durchbrechen. Es ist dann in den Neunzigern weitergegangen, etwa im Skandalfall Kardinal Groer. Wo wäre es früher möglich gewesen, dass man über Fehlveralten von Kardinälen öffentlich in den Zeitungen berichtet? Heute wandern Franz Elsner, Julius Meinl, Alfons Graf Mensdorff-Pouilly ohne Ansehen von Rang und Namen in U-Haft, und dies ist aus juristischer Sicht sehr in Ordnung, denn ein jeder von ihnen bekommt dadurch auch die Chance, von diversen Vorwürfen rein gewaschen zu werden.
Ohne Medien würde dies nie entsprechend ins Bewusstsein der Leute gelangen. Medien haben den Sinn, einen geistigen Inhalt zu vermitteln. Mit den genannten Inhaftierungen vermitteln sie, dass vor dem Gesetz alle gleich sind. Ich habe in Erinnerung, dass einige Zeitungen beim AKH-Skandal sehr entsetzt waren, wie mit den hohen Herren hier umgesprungen wird. Vorher waren Politiker und angesehene Wirtschaftskapitäne davor gefeit, mit Vorwürfen, kriminell zu sein, attackiert zu werden.

Die berufliche Fassade hat eine Person plötzlich nicht mehr geschützt. Das war soweit eine positive Entwicklung.

Dann aber hat auf einmal das Schnüffeln im großen Maßstab begonnen. Zwar gingen die Medien in den Achtzigerjahren noch nicht so weit, etwa über die Selbstmorde der Politikergattinnen von Wiens Bürgermeister Leopold Gratz, Staatssekretär Ernst Eugen Veselsky und Außenminister Erwin Lanc zu berichten. Darüber wurde nur in Insiderkreisen getuschelt. Doch nur wenige Jahre später – ich würde den Beginn des großen boulevardesken Vordringens in die Privatsphäre großer Persönlichkeiten mit dem Erscheinen der Fellner-Blätter „Basta" (1990) und „News" (1992) gleichsetzen – wurden sämtliche Honoratioren plötzlich Freiwild.

Früher gab es dieses Ausbreiten von Privatleben nur bei den Filmstars, nicht bei den normalen Leuten. Jetzt war's plötzlich anders.

Und: Den Abbau von Tabus kannst du doch sehr deutlich auch in der Sprache erleben: Niemals hätte man in unserer Jugend „Scheiße" und „Arsch" gesagt, was heute doch allgemein üblich ist.

Ziegler: *Der Zug zur Personalisierung kam auf mehreren Gebieten. In der Wirtschaft riet jedes Marketing: Jedes Produkt braucht ein Gesicht, z.B. das Gesicht der Psychotherapie heute wäre Rotraud Perner. Auch im Vermitteln von Politik ging es nicht mehr nur um die Sachthemen Arbeitslosigkeit oder Schulreform u.ä., sondern es ging dabei auch um die Personen des zuständigen Wirtschafts- und Bildungsministers. Es wurde personalisiert. Trockene Themen bekamen ein Gesicht. Man sagt, Leute interessiert Persönliches mehr als reine Sachthemen.*

Perner: Ich war davon auch persönlich betroffen, eben in diesem Fellner'schen „Basta" schrieb Angelika Hager 1991 über mich und Ernest Borneman: „Der Krieg der Sex-Päpste – Einst waren sie ein Liebespaar, heute hassen sie einander." Niemand hat Rücksicht auf meine Söhne genommen, die in der Mittelschule waren, und denen Mitschüler Porner statt Perner aufs Heft gekritzelt haben. „Basta" hatte ganz den amerikanischen Stil der privaten Enthüllung übernommen. Der Anlass waren wörtliche Zitate Bornemans, die ich in meinem Buch „Zuliebe zu Leibe" übernommen habe. Er wollte in seinem Kampf zur sexuellen Befreiung des Kindes zeigen, dass Kinder ein Recht auch auf Sexualität mit Erwachsenen haben. Ich wollte zeigen, dass dies gleichzeitig eine Einladung für Pädophile darstelle. Ich argumentierte daher völlig anders, nämlich dass er auf dem Gewaltauge blind sei. Doch um die Sache ging es in dem „Basta"-Artikel gar nicht, sondern nur um die Ausbreitung unseres einstigen Verhältnisses. Er hat erklärt, im Bett wäre es mit mir erfüllend gewesen. Er schrieb, ich wollte damals aber nur alles über Sexualität von ihm wissen, das stimmt nicht. Borneman war ein alter kranker Trinker, der paranoid reagiert hat; ich finde, man sollte kranke Leute nicht so interviewen. Ich habe ihm deutlich widersprochen.

Es folgten Rufmordkampagnen in „Salto", „Standard" und „Kurier". Als ich den Prozess, den er gegen mich wegen übler Nachrede und Ruf- und Kreditschädigung anstellte, gewonnen habe, hat keines dieser Blätter darüber berichtet, nur EMMA.

„Basta" hat als erstes Blatt in Österreich versucht, alles und jeden in die lustvolle Schmuddelecke zu bringen. Das Konzept war der Versuch, die Neugier und die niederen Instinkte zu reizen und die Leser dazu zu bringen, noch mehr davon haben zu wollen. Man hat geschaut, wo gibt's was, das dem Publikum Überlegenheitsgefühle gibt, quasi: Gott sei Dank, so was gibt es bei mir nicht! Oder umgekehrt: Schaut, bei dem geht's genauso zu wie bei uns.

Ziegler: *Jenseits der Schmuddelecke war dann Thomas Klestil der erste, der in seinem Wahlkampf 1992 groß mit Familie angetreten ist, was früher noch kein Politiker vor ihm getan hat. Mit den bekannten Resultaten, dass die Medien auch dann weiter berichteten, als die Ehe sich nicht mehr als so großartig herausgestellt hatte und er mit einer Geliebten ankam. Kanzler Franz Vranitzkys Ehefrau Christine hat sich damals gleichzeitig über die Charity-Schiene stark in die Medien gedrängt. Die Fragen hießen plötzlich: Wie sind die Frauen der Politiker? Was tun sie, was haben sie an, wie gut oder schlecht ist ihre Ehe? Undenkbar zu Zeiten von Raab und Figl, aber auch noch von Klaus und Kreisky.*

Perner: Und es lief immer gleich: Zuerst war es die Person, dann ihr Privatleben, dann das Sexleben – eine inflationäre Trivialisierung fand statt. Heute sind wir bei Jeannine Schiller und der Frau des Schönheitschirurgen Arthur Worsegg angelangt – die Politszene ist ausgereizt. Auch lernten die Politiker, sich zu schützen und nein zu sagen zu Homestorys und Privat-Interviews. Eine Ernüchterung hat stattgefunden. Jetzt sind wir via Zölibat bei der Priester-Sexualität angelangt.

Ziegler: *Tabu Sexualität. Du selbst hast doch über die in den 80er Jahren eingeführte Sex-Hotline im Rundfunk – woher auch der dir verhasste Name Sexpertin stammt – an dieser Trivialisierung und Enttabuisierung der Sexualität mitgewirkt?*

Perner: 1988 begann die Sex-Hotline mit Beratungsgesprächen. Walter Gröbchen wollte als Produzent ein Talkradio mit Unterhaltungscharakter. Gedacht war es mit Ernest Borneman und Gerti Senger als Unterhaltungssendung, dann konnten die beiden eines Tages nicht und ich wurde geholt. Ich verfolgte immer einen therapeutischen Anspruch. Ausgeschieden bin ich 1992, weil meine Mitwirkung an einem Karfreitag geplant war. Ich bin evangelisch und fand eine Sexhotline an einem Karfreitag, unserem höchsten Feiertag, geschmacklos. Ich hatte schon vorher Dieter Schmutzer ins Team geholt damit wir eine Balance von zwei Frauen und zwei Männern haben – und mit Dieter Schmutzer dazu auch einen homosexuellen Mann. Als ich ausschied, habe ich zwei Frauen als Ersatz für mich vorgeschlagen, aber Gerti Senger hat ihren Co-Autor Walter Hoffmann durchgesetzt.

Die Sendung selber war seriös, weil ich den seriösen Stil vorgegeben habe. Die Meinungen der Zeitungen waren geteilt, die einen begannen zu wühlen, die anderen nahmen es gleichfalls seriös. Gleichzeitig haben Transsexuelle und Homosexuelle damit begonnen, öffentlich in ihrem Kampf um Gleichstellung und Antidiskriminierung aufzutreten. Parallel dazu erfolgte die Kommerzialisierung, nicht nur durch Beate Uhse, sondern auch die Medien hatten ihren Spaß daran. Vorher gab es die pornografische Hochkultur, etwa Henry Miller und Anais Nin. Auch die Anfragen bei Dr. Sommer im „Bravo" waren noch seriös und ebenso die Leserbriefe in „Praline", wurden jedoch mit völlig unseriösen, geilen Photogeschichten illustriert. Danach wurde auch mit Spott und Hohn begonnen, heute sind wir soweit, dass man ganz gezielt Leute sucht, die man verhöhnen kann – Begründung: alles andere sei „ausgereizt".

Ziegler. *Tabu Homosexualität! Wann wurde das erste Mal darüber geschrieben? Für mich war es NEWS mit dem überraschenden Outing von Günter Tolar 1992.*

Perner: Früher wurde darüber immer aus dem pathologischen oder kriminellen Blickwinkel berichtet, das hat sich erst mit der Aufklärungskampagne gegen Aids geändert. Ich bin seit den 1980er Jahren mit der Schwulen-Szene vertraut, aber auf der politischen Ebene. Mir ging es immer um Gewaltprävention und gegen politische Diskriminierung.

Dass sich einer wie Günter Tolar, der so bekannt ist, outet, war ein Paukenschlag, das war ein offensives Rausgehen. Aktionen gab's schon vorher, aber da

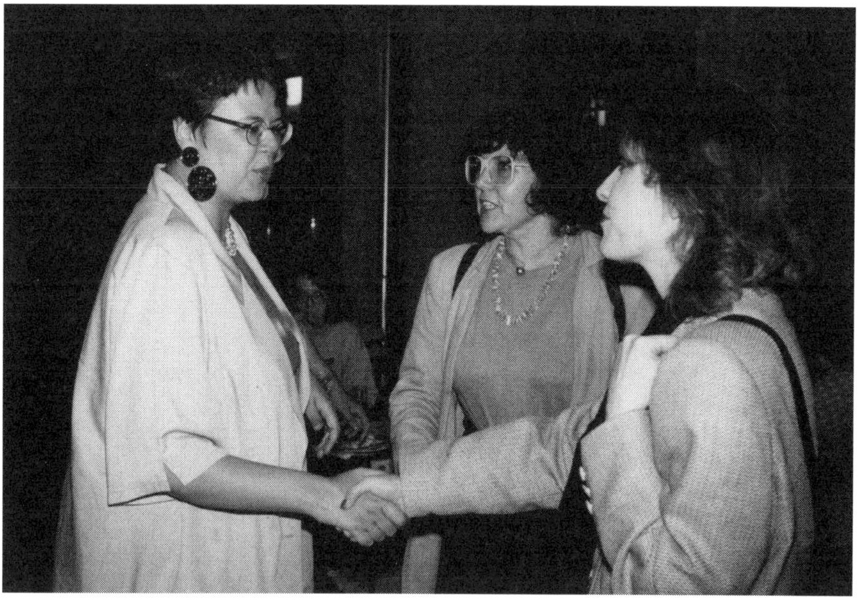

1993, Buchpräsentation „Menschenjagd" im Frauenkulturzentrum EGA, Wiens SPÖ-Frauenchefin Renate Brauner, Rotraud und Co-Autorin Ulrike Süss-Lindert

waren keine Prominenten dabei. Dass Modezar Fred Adlmüller schwul war, hat man gewusst, aber nie hätte jemand darüber geschrieben. Dass sich Günter Tolar entschieden hat, endlich mit dem allgemeinen Versteckspiel aufzuhören, ist seine persönliche Entscheidung gewesen – und mutig. Dennoch muss man damit behutsam umgehen.

Richtig im Sinne von gesund wäre es allerdings, sein Intimleben intim zu halten, weil man sich damit Angriffe und somit Stresshormonausschüttungen erspart.

Ziegler: *Ich habe ohne direktes Outing und ohne Einverständnis des Betroffenen nie darüber geschrieben, dass jemand schwul, HIV-positiv oder gar Aids-erkrankt ist. Ich denke, dass mit dem Bekanntwerden immer noch gesellschaftliche Diskriminierung einhergeht.*

Perner: Du kannst nicht verhindern, dass irgendjemand anderer Menschenrechte verletzt. Du gehörst zu denen, die Menschenrechte eingehalten haben, du weißt aber auch, dass in einer Redaktion noch zwei drei andere Leute über den Text drüber gehen und plötzlich Dingen drin stehen, die die interviewte Person nicht gesagt hat. In dem Zusammenhang muss man sagen, eine Zeitung klagen hat keinen Sinn, damit machst du dir nur Feinde.

Stattdessen rate ich: Sei weiterhin präsent, zeige dich und vertraue darauf, dass die Leute merken, dass du nicht so bist, wie die Zeitung behauptet. Wenn du zurückbeißt und klagst, wärmst du den Sachverhalt nur immer wieder auf. Es ist wesentlich klüger, sich was anderes zu überlegen: In so einem Fall musst du souverän sein, es ist besser, elegant über eine kleine Verleumdung hinwegzugehen. Die Zeitung von heute ist das Klopapier von morgen. Bei großen Verletzungen würde ich Coaching zukaufen, Hilfe in Anspruch nehmen. Das kann auch anwaltliche Hilfe sein. Aber ich würde nicht klagen, das perpetuiert die Sache nur.

Klagen bringt nur den Zeitungen mehr, sie können die Geschichte noch zwei, drei Mal aufwärmen. Besser ist, sie nicht zu einer unendlichen Geschichte anwachsen zu lassen, aber auch sich selbst nicht so wichtig zu nehmen. Es wäre dies eine gute Gelegenheit, an der eigenen Gelassenheit zu arbeiten und zu lernen, was kann ich in Zukunft anders machen. Vielleicht muss man sich auch von falschen Freunden trennen.

Das ist eben der Unterschied zwischen so genannten Qualitätsmedien und Boulevard. Man sollte selbst immer wieder entscheiden, wie man reagieren will. Ich persönlich halte mehr davon, den Redakteuren persönlich zu sagen, dass ihre Behauptung nicht wahr sei, ich könne es ihm beweisen. Aber passiert ist passiert! Es geht mehr darum, wie ich meine Verletzung heile, als den Redakteur zu verfolgen. Wenn du einen Feind hast, hast du eben einen Feind. Ich habe auch welche – Kollegen und Kolleginnen, die sich irgendwas über mich zusammenphantasieren, und das tun auch manche Medienoldies wie Günter Traxler, der verhöhnt mich gerne immer wieder in seiner Kolumne im Standard, zuletzt, weil ich in NEWS zur Scheidung von Berlusconi einen Kommentar abgab. Dabei war der gar kein O-Ton von mir und auch nicht freigegeben – auch das kann ich nachweisen. Aber wozu? Was soll ich mich aufregen mit 65? Ich hab das Meine erreicht. Mehr als Universitätsprofessorin kann ich nicht werden … auf dem säkularen Lebensweg, für den ich mich entschieden habe. Ich denke mir, die Hunde bellen, die Karawane zieht weiter. Es gilt das alte Sprichwort: Wenn man sich mit Hunden ins Bett legt, darf man sich nicht wundern, wenn man mit Flöhen aufwacht. Also versuche ich das Hundelager zu meiden. Es gibt eben Leute, die nur Gift spritzen wollen, die unter die Gürtellinie zielen, aber das sind nicht alle.

Ziegler: *Tabu Kinderpornografie? Deine Erfahrungen mit den Medien?*

Perner: Es kann sich heute kaum mehr jemand leisten, öffentlich für Sex Erwachsener mit Kindern unter 14 Jahren einzutreten, das ist ein Erfolg der Frauen- und Kinderschutzbewegung. Die Debatte setzt sich heute in der Kunst fort, etwa bei den japanischen Mangas oder bei dem Kärntner Künstler Cornelius Kolig. Wir erleben heute die Kommerzialisierung des Themas, alle schicken ihre Darstellungen im Internet herum. Strafrechtlich zu drohen, hilft nichts. Man muss unterscheiden zwischen Wohnzimmerkunst, was ich mir zu Hause aufhänge, und der plakativen Kunst, die schockieren will und aufklären. Im Kunstbereich etwas zu verbieten ist sinnlos, sehr wohl aber sollten wir dazu Position beziehen.

Ich finde es wichtig, seriös über alle menschlichen Verhaltensweisen zu berichten und auch Hintergrundinformationen zu liefern. Es ist mir klar, dass Medien keinen Erziehungsauftrag verfolgen, sondern Information und Unterhaltung bieten wollen. Aber man könnte einen Erziehungsauftrag einfordern, etwa durch eine Koppelung mit der staatlichen Presseförderung, oder ihn im Dialog zwischen

Redaktion und Konsumenten einbauen, dafür gibt es ja Leserbriefseiten oder „Kommentare der anderen".

Ziegler: *In den Fällen Natascha Kampusch und Josef Fritzl in Amstetten wurde den Medien das erste Mal bewusst ein Riegel vorgeschoben. Die andere Seite – Kinderpsychiater, Anwälte, Berater, Coaches etc. – setzte sich gekonnt gegen die Skandalisierungstendenz in den Medien zur Wehr, so dass ein fairer Ausgleich zwischen den Ansprüchen auf Information der Öffentlichkeit und Schutz der Opfer erfolgen konnte. Ist meine Meinung. Was denkst Du?*

Perner: Ich fand das auch richtig und durchaus gekonnt, aber etwas fehlte. Die umfassende fachliche Hintergrundinformation – nicht nur das Expertenstatement. Das hätte ich immer gern unterrichtet und habe es auch einmal, 1994, am Institut für Publizistik der Universität Salzburg. Ich denke, dass in die Journalistenausbildungen viel mehr psychologische Information darüber hinein gehört, was Worte anrichten können, und die Kunst, nicht mit Wortkeulen auf Menschen einzudreschen, die ohnehin schwer an ihrem Schicksal tragen – und dennoch pointiert zu formulieren, auch unter Zeitdruck. Das ist eine Frage der Ethik. Medienethik ist etwas ganz Wichtiges. Dazu gehört auch in Erinnerung gerufen, dass Medien oftmals die ersten waren, die Missstände aufgedeckt haben. Um die Gratwanderung seriös zu bewältigen, braucht es Ausbildung, Supervision, und zwar permanent. Deswegen bin ich auch für einen Presserat.

Ziegler: *Tabu Opferschutz: Früher wurden Opfer von Verbrechen, z.B. Familienangehörige oder auch tatsächliche Opfer, oftmals schamlos ausgebeutet. Ist es mit dem Skandalisierungswunsch der Medien besser geworden?*

Perner: Es kommt aufs Medium an; Boulevardblätter tun dies immer noch, und wenn sie keine Fotos von den Opfern kriegen, dann fotografieren sie eben das Haus, in dem was vorfiel, erkennbar mit Straße und Hausnummer. Opferschutz und Menschenrechte wie das Recht auf Schutz der Intimsphäre sind noch nicht fest verankert im Bewusstsein der Menschen, das sind noch junge Themen. Hingegen sitzen die alten Moralgebote, beispielsweise was Homosexualität betrifft, immer noch tief. Viele Leute, leider auch so genannte gebildete Einflussreiche, glauben immer noch, Homosexualität wäre krankhaft oder kriminell, aber das stimmt einfach nicht. Oder: bestimmte Altersgruppen sind nicht vor ihren Erziehungsberechtigten geschützt, da sind die Elternrechte stärker als die Menschenrechte der Kinder.

Ziegler: *Warst Du – abgesehen vom Fall mit Borneman – selbst einmal Opfer der Medien?*

Perner: Mehrfach. Ich bin von Feinden verleumdet worden, die sich der Medien bedient haben, um mich vorauseilend anzupatzen. Es ist immer wieder passiert und hat erst aufgehört, als ich mich aus den Medien immer mehr zurückgezogen habe.

Ziegler: *Du hast mir gegenüber oft geklagt, dir sei deine Medienpräsenz zu groß, diese vertrage sich nicht mit Deinem Image als seriöse Wissenschafterin?*

Perner: Mich ärgert vor allem, dass man mich immer wieder zur „hellen Seite“ der Sexualität befragt. Dabei hatte ich meinen Arbeitsschwerpunkt immer auf der „dunklen Seite“ – Missbrauch, Vergewaltigung, Sadismen, Folter, alle schweren Traumatisierungen. Seit meinem Rückzug aus den beiden Wiener Sexualberatungsstellen, die ich mitbegründet habe und parallel dazu auch der Sexhotline habe ich mein Spektrum sehr erweitert – auf Stressprophylaxe, da gehört die Sexualität halt auch dazu. Zu Sexualberatung und Sexologie unterrichte ich zwar noch, aber auch im Unterricht liegt mein Schwerpunkt auf der von mir konzipierten PROvokativpädagogik. Manche Journalisten drücken mir hier einen Stempel auf, den ich nicht will. Meine Themen sind Gewalt und ihre Prävention, Salutogenese, also Gesundheitsförderung, Antidiskriminierung. Es geht mir auf die Nerven, ins Sex-Eck gestellt zu werden.

Ziegler: *Die Gründe, warum ich und auch meine KollegInnen, Dich so gerne um Dein Statement zu einer Scheidung, einem gesellschaftlichen Trend, einem Gewaltdelikt etc. ersuchen, liegen auf der Hand: Andere deiner Zunft pflegen zu antworten: Das muss ich mir näher ansehen, das kann ich so nicht sagen ... Diese Herumredereien können wir von den Medien nicht brauchen. Du hingegen formulierst präzise, knapp, verständlich und nachvollziehbar und überdies immer mit der Sache vertraut. Egal ob Scheidung Klestil, Fendrich, Berlusconi, du hast die Zeitungen gelesen, dir sind die aktuellen Themen bekannt. Deine Statements sind spontan, verlässlich und druckreif.*

Perner: Ja, ich kann medial denken, ich bin seit 41 Jahren mit einem Journalisten verheiratet, ich habe viel von ihm gelernt. Und: Ich möchte keinen Journalisten hängen lassen. Wenn jemand von „News“ mich am Dienstagnachmittag anruft, weiß ich, es brennt der Hut. Und so gebe ich lieber eine Wortspende, als lang und breit zu erklären, warum ich nichts sagen will. Außerdem bekenne ich mich zu einem soziologischen Blickwinkel. Hab ich ja auch einmal studiert. Ich empfinde mich als Gesellschaftskritikerin, will aber nicht nur kritisieren, sondern auch was verbessern. Deswegen liegt mein Schwergewicht augenblicklich auch auf der PROvokativ-Pädagogik, die habe ich erfunden, sie ist eine Kombination von psychoanalytischer Sozialtherapie mit einem philosophischen, interkulturellen Hintergrund. Sie benutzt Methoden der verschiedenen Bereiche aus Pädagogik und Psychotherapie und macht sie für den Umgang mit schwierigen Personen nutzbar.

Ziegler: *Apropos Privatleben. Ich habe viele Artikel über Dich geschrieben, meist aus Anlass des Erscheinens eines deiner vielen Bücher. Ein Punkt, über den ich zum Beispiel in diesem Zusammenhang nie geschrieben hätte, war die mir bekannte Alkoholkrankheit deines Mannes Reinhold. Vor kurzem hast Du zu einem Journalisten selbst darüber geredet. Warum?*

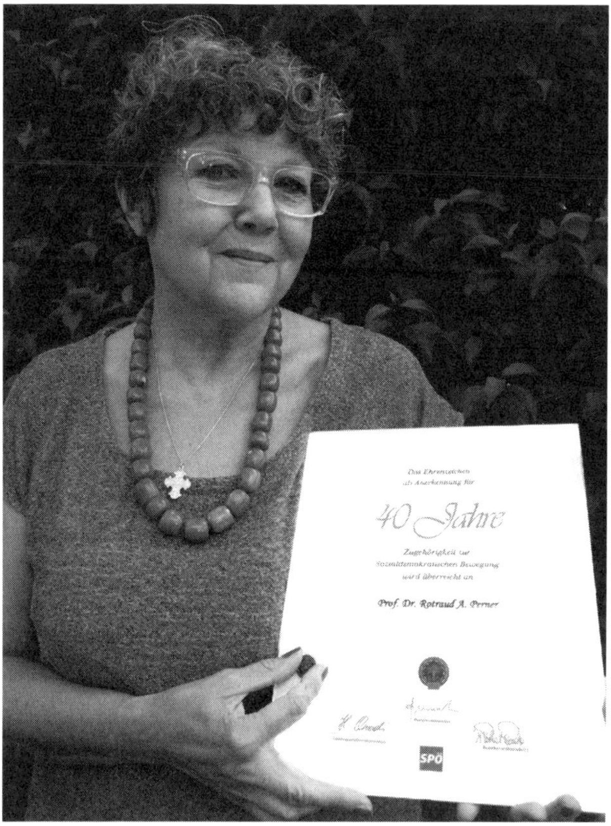

2007, 40 Jahre SPÖ-Mitgliedschaft

Perner: Ich wurde gefragt. Zu diesem Zeitpunkt lebte ich allerdings bereits gut 10 Jahre von meinem Mann getrennt, und seine Krankheit war schon sehr bekannt: die Kollegen, die ihn in den vielen Lokalen gesehen hatten, Leute, die mit ihm auf Entzug gewesen sind, die Therapeuten, die Rettungsleute, die Polizei … Ich kann doch nicht selbst für Wahrhaftigkeit plädieren und mich dann nicht selbst daran halten! Das entspräche nicht meiner Ethik.
Ich bin an den krisenhaften Situationen immer nur gewachsen, bin Mobbing-Spezialistin, was damit zu tun hat, dass ich sooft aus dem Konkurrenzfeld verdrängt wurde. Oft habe ich gesagt, ach was, ihr könnt das Feld einfach haben, ich finde mir was Neues. Ich bin kreativ, originell, stark, ich mach was Anderes. Ich kenne meine Stärken, ich bleib nicht in Bereichen, die ohnehin nicht mein Lebensthema sind. Ich konkurriere nicht gerne, ich mach meinen Job, versuche die Summe Geldes aufzustellen, die alle meine Angestellten und Projekte brauchen, ich bin erfolgreiche Unternehmerin. Dass manche Leute überfordert sind mit der Vielfalt meiner bunten Aktivitäten, ist nicht mein Bier. Eine Frau hat eben nicht nur eine Dimension, sondern viele!

Wenn andere nur eine Dimension haben, sei's drum, wir Frauen haben eben viele! Ich sehe mich selbst als Medium, denn ich vermittle Wissen, Fähigkeiten,

Fertigkeiten und auch Künste. Ich habe eben auch mehrere Ressorts in mir und dazu noch einige Beilagen.

Ziegler: *Du gehst auch mit Deinem Geburtsdatum völlig unbefangen um, kaschierst nix, vertuschst nix. Das ist auch nicht selbstverständlich in einer vom Jugendkult geprägten Gesellschaft.*

Perner: Ich hab auch keine gefärbten Haare, bin nicht kosmetisch „verbessert" und halte mich an meine eigenen Ratschläge – aber mir geht es im Augenblick auch recht gut.

Ziegler: *Also dann: Alles Gute zum 65er! Nur weiter so. Und: Auf noch viele, schöne, gemeinsame Jahre!*

Notizen von Michael Rosecker

Verteilung, Gleichwertigkeit und Gerechtigkeit

Gewidmet dem sozialen Handeln Rotraud Perners

Wenn der Chef der Deutschen Bank nicht mehr an die Selbstheilungskräfte der Märkte glaubt, ist das ein Offenbarungseid der besonderen Art.[1] Menschen, die jahrelang verantwortungslos die Religion der Marktradikalen sowie das unterkomplexe Menschenbild des Homo oeconomicus gepredigt und immer mehr Gesellschaftsschichten zum Pyramidenspiel des Finanzkapitalismus verführt und per Gesetz hineingezwungen haben, schreien jetzt angesichts der Krise händeringend nach dem Staat. Der Satz vom „Privatisieren der Gewinne und dem Sozialisieren der Verluste", für den man die letzten Jahre als ewiggestriger Sozialromantiker, sozialistischer Finsterling oder als wettbewerbsscheuer Schwächling denunziert wurde, ist plötzlich eine Phrase des politischen Alltagsgesprächs geworden.

Die Dimension der Folgen der Krise für weite Teile der Bevölkerung und das Ausmaß der gesellschaftspolitischen Verwerfungen ist noch nicht abschätzbar. Ein zentrales Element bei der Bewältigung der Krise wird der gesellschaftspolitische Umgang mit dem Phänomen der epidemisch um sich greifenden disqualifizierenden Armut[2] und damit mit der wachsenden sozialen Ungleichheit werden.

Zunächst ist festzuhalten, dass die wachsende soziale Ungleichheit nicht ein Produkt der Krise ist, sondern Folge der inneren Logik der realitätsverändernden neoliberalen Politik. Diese lebte von der Beschädigung des Politischen im Allgemeinen und des Denunzierens des sozialstaatlichen Handelns im Speziellen, um Ungleichheiten und Umverteilungen produzieren zu können. Umso wichtiger ist es jetzt, die nun in der Krise anstehenden Verteilungsfragen und Legitimationsdiskurse über Ungleichheiten offen und demokratisch zu führen.

Menschen verlangen von Gesellschaften „gerechte" – oft divergierende – Strukturen, die Freiheiten-, Chancen- und Güterverteilung so einrichten, dass sie als „ein kohärentes anerkennungsfähiges öffentliches Überzeugungssystem"[3] von den Betroffenen akzeptiert werden können. Das gilt erst recht für demokratische Gesellschaften.

Nur mit solch einer Grundakzeptanz werden die demokratischen Kooperations- und Kommunikationsgefüge lebens-, entfaltungs- und zukunftsfähig sein. Wenn jetzt weiter nach dem Prinzip bei Ressourcen „oben weit und unten eng" und bei Verantwortlichkeiten und Verpflichtungen „oben großzügig und unten streng" verfahren wird, wird jene Grundakzeptanz vor allem bei jenen Menschen, die sich zu Recht benachteiligt und ungerecht behandelt fühlen, zerbrechen. Denn alleine, wenn utopische ManagerInnengehälter, die bisher oft mit der großen Verantwortung der Begünstigten begründet wurden – diese Verantwortung aber im Falle des offensichtlichen Versagens nicht wahrgenommen, sondern an die Allgemeinheit delegiert wird – nicht öffentlich diskutierbar sind, werden eben diese zur Nagelprobe für das Gerechtigkeitsverständnis einer Gesellschaft. Zum Beispiel vor allem für jene Arbeitslosen, die sich (schuldlos) für jeden Cent, den sie von der öffentlichen Hand bekommen, legitimieren müssen. Diesen Menschen zu erklären, die ManagerInnengehälter regle der angeblich freie Markt, ist eine Überreizung des „mentalen Unterbaus"[4] einer Gesellschaft. Dann zerbricht sogar das Grundgefühl der formalen Gleichwertigkeit, und somit wird die dehnbare aber verträgliche Legitimität der substantiell-materiellen Ungleichheit zerstört.

Dann wird es schwer werden, die Demokratie als ziel- und wertbezogene Lebenseinstellung vermitteln zu können. Denn in einer Demokratie müssen mit „Gleichheit" alle GesellschaftsbürgerInnen gleichermaßen gemeint sein, auch wenn es wegen aller Differenz, Pluralität und Vielfalt nur um eine als „gerecht" empfundene Verhältnismäßigkeit geht. Und eben diese muss gerade in der Krise hergestellt werden. Was schon nicht bei der Verteilung der „Gewinne" des scheinbaren Wachstums funktioniert hat, muss zwingend bei der Verteilung der „Lasten" der Krise gelingen, wenn schon nicht aus sozialer und demokratischer Überzeugung, dann zumindest aus Furcht vor gesellschaftlichen Verwerfungen bzw. einer Legitimationskrise der Demokratie.

Anmerkungen

1 http://www.welt.de/wirtschaft/article1812002/Josef_Ackermann_glaubt_nicht_mehr_an_den_Markt.html (11.04.2009)
2 Paugam 2008, 87.
3 Kersting 2001, 36.
4 Ein Begriff Émile Durkheims. Zit. n. Paugam 2008, 87.

Literatur

Kersting, Wolfgang (2001): John Rawls zur Einführung. Hamburg.
Paugam, Serge (2008): Die elementaren Formen der Armut. Hamburg.

Wolfgang Wilhelm

Spezifika in der Beratung homosexueller KlientInnen

Stellen Lesben und Schwule eine besondere Zielgruppe für Beratung, sei es Supervision, Coaching oder Psychotherapie, dar? Wie sehr sollte die sexuelle Orientierung Thema in der Beratung sein und bedingt sie Spezifika in der beraterischen Arbeit? Diesen Fragen möchte ich im vorliegenden Artikel nachspüren, ebenso wie ich die Veränderungen in der Sichtweise der Homosexualität von der Vergangenheit bis in die Gegenwart grob nachzeichnen möchte, um mich hier schwerpunktmäßig mit der Rolle der Psychiatrie/Psychotherapie zu beschäftigen und ihrem Beitrag zur Veränderung der Sichtweisen des Phänomens Homosexualität. Dem von Entpathologisierung geprägten modernen Verständnis der Homosexualität möchte ich die Verfolgung im NS-Regime und die anhaltende Diskriminierung homosexueller Menschen in der Gegenwart gegenüberstellen. Schließlich möchte ich vor diesem gesellschaftspolitischen Hintergrund Homosexualität als Herausforderung für die moderne beraterische Arbeit untersuchen. Hier lege ich, um den vorgegebenen Rahmen nicht allzu sehr zu sprengen, das Hauptaugenmerk zum einen auf die in diesem Zusammenhang besonders relevanten Fragen nach der beraterischen Haltung homosexuellen KlientInnen gegenüber und greife zum anderen daran anschließend als ein besonders relevantes Thema für die Beratung von homosexuellen KlientInnen den Coming-out-Prozess heraus.

Stellen homosexuelle Menschen eine besondere Zielgruppe für Beratungsprozesse dar?

Homosexualität ist heute in der wissenschaftlichen Literatur immer noch ein Randthema. Zwar gibt es an immer mehr Universitäten Queer Studies und ihnen ist es oft zu verdanken, dass in den letzten Jahren zunehmend Diplomarbeiten und Dissertationen zu den Themenbereichen sexuelle Orientierung und Identität in den verschiedensten Disziplinen entstehen, aber unter diesen Arbeiten stellen

> „die im Bereich Psychotherapie eine verschwindend kleine Zahl dar. Angesichts der vielfältigen Beratungs- und Behandlungsnotwendigkeiten und -möglichkeiten gegenüber Lesben, Schwulen und Bisexuellen liegt in diesem Arbeitsbereich (...) großer Handlungsbedarf.“[1]

Zwar ist es zum einen gut, dass sich die Psychotherapie nicht schwerpunktmäßig mit dem Thema beschäftigt, denn es wurde früher fast nur pathologisierend erwähnt,

„andererseits bedeutet dieses Aussparen des Themas ‚Homosexualität' aber auch eine gewisse Ausgrenzung."[2] Wollen wir eine solche vermeiden und uns mit dem Thema beschäftigen, laufen wir jedoch auch Gefahr, denn es stellt sich sofort die Frage, ob es überhaupt eines spezifischen Blickes auf die Psychotherapie und Beratung von homo- und bisexuellen Menschen oder auch deren Angehörigen bedarf, oder, ob ein solcher Blick nicht im Grunde eine „erneute Diskriminierung angesichts der Tatsache, dass wir auf dem Büchermarkt ja auch kein Buch finden, das speziell der Psychotherapie und Beratung von Heterosexuellen gewidmet ist"[3], darstellt.

Und wenn wir den Blick wagen, was dann? Müssen dann etwa unsere „gebräuchlichen psychodynamischen, kognitiven, personenzentrierten und anderen Behandlungskonzepte für diese Gruppe von Klienten und Klientinnen in irgendeiner Weise modifiziert werden?"[4] Nun, diese Frage ist wohl zu verneinen, denn Psychotherapie und Beratung von homo- und bisexuellen Menschen erfordern keine gänzlich neuen professionellen Ansätze. Das heißt, wir benötigen „keine spezielle ‚pink therapy', um hilfreich mit gleichgeschlechtlich Empfindenden arbeiten zu können."[5] Dies umso mehr, als die Lebensprävalenz psychischer Störungen – d.h. die Häufigkeit psychischer Störungen im Laufe der Lebenszeit – „bei lesbischen, schwulen und bisexuellen Menschen nach heutigem Wissensstand im Vergleich mit der übrigen Bevölkerung nicht erhöht"[6] ist. „Aus systematischen psychologischen Untersuchungen geht hervor, daß es bei Homosexuellen kein größeres Maß an Psychopathologie gibt als bei Heterosexuellen."[7] Daraus darf jedoch nicht der voreilige Schluss gezogen werden, „Therapie und Beratung mit dieser Klientel würden sich überhaupt nicht von derjenigen mit heterosexuellen Klienten unterscheiden."[8]

Die Spezifika der Beratung und Psychotherapie von gleichgeschlechtlich empfindenden KlientInnen sind im deutschsprachigen Raum nicht umfassend beschrieben, im englischsprachigen Raum findet sich hingegen eine Fülle an Literatur zu diesem Thema. Ferner fehlt es an ausführlichen Darstellungen der Interaktionen zwischen der gleichgeschlechtlichen Orientierung und den verschiedenen psychischen Störungen. Hier bestehen zweifelsohne

> „wichtige Unterschiede zur Behandlung heterosexueller Klientinnen und Klienten, deren sexuelle Orientierung nie in irgendeinen ursächlichen Zusammenhang mit ihren psychischen Problemen gebracht wird, während dies bei Lesben, Schwulen und Bisexuellen, mitunter mit weitreichenden schädigenden Folgen"[9]

sehr wohl und sehr häufig geschieht.

Es bleibt also festzuhalten, dass die üblichen Beratungskonzepte auch für Lesben, Schwule und Bisexuelle anwendbar sind, denn auch in der Arbeit mit ihnen muss vorrangig die Person der KlientInnen gestärkt werden, allerdings bedürfen sie einiger Modifikationen und Hellhörigkeit für bestimmte Themen, denn es gibt, so stellte bereits Freud fest, „einige besondere Aspekte"[10] wie elterliche Ablehnung, gesellschaftliche Diskriminierung und Stigmatisierung sowie Homophobie und verinnerlichte Homophobie. Homosexuelle und bisexuelle KlientInnen bedürfen

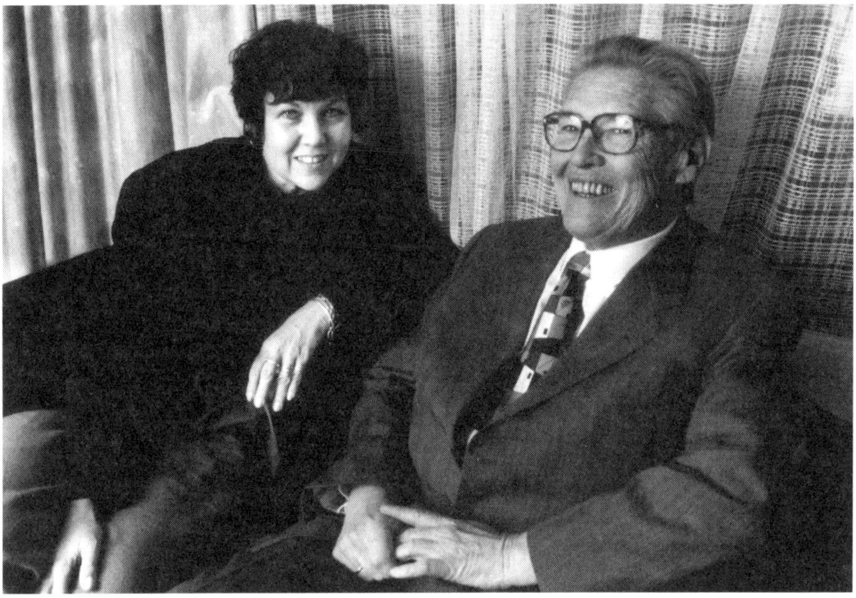

1995, Abschluss des ersten Lehrgangs in Sexualberatung & Sexualpädagogik an der Wiener Internationalen Akademie für Ganzheitsmedizin (GaMed), Lehrgangsleiterin Rotraud und Gründungspräsident der GaMed Alois Stacher

> „selbst in nicht-direktiven und wenig strukturierten Settings zeitweise z.B. einer klaren Informationsvermittlung über lesbische/schwule/bisexuelle Bezugsgruppen und Freizeitangebote; solche Hinweise sind natürlich in Beratungen und Therapien mit heterosexuellen Klientinnen und Klienten nicht nötig."[11]

Homosexualität im Wandel der Zeit

Auch wenn es manchmal behauptet wird, ist die Liebe zwischen zwei Menschen des gleichen Geschlechts kein Phänomen der Neuzeit oder gar der Moderne. „Wie wir aus Berichten über verschiedene Kulturen und verschiedene Epochen wissen, wurden gleichgeschlechtliche Kontakte offensichtlich von jeher und überall gepflegt"[12], jedoch wurden diese zu verschiedenen Zeiten höchst unterschiedlich wahrgenommen und gesellschaftlich ganz unterschiedlich bewertet.

Homosexualität als Sünde

Im Mittelalter wurde jede Abweichung von der heterosexuellen Liebe zwischen Ehepartnern zur Ketzerei, Sünde oder Besessenheit erklärt, religiöse Erklärungsmodelle standen im Vordergrund. Gleichgeschlechtliches Verhalten wurde oft sogar als „unaussprechliche Sünde“ angesehen und gar nicht benannt, „womit sich die Hoffnung verband, es existiere gar nicht“[13] oder es war kulturell in die gesellschaftlichen Strukturen eingebunden, wie z.B. in manchen archaischen Gesellschaften oder in Form der Knabenliebe im antiken Griechenland. Mit dem Beginn der Neuzeit wurde, da die Kirche allmählich an Bedeutung verlor, jedes sexuelle Verhalten, welches „nicht als normal angesehen wurde, (...) mit einer ‚verbrecherischen Seele‘ erklärt, die durch Strafe geläutert werden könnte“[14] und musste.

Psychiatrie und Psychotherapie führen zu neuen Sichtweisen Die Entkriminalisierung der Homosexualität

Mit dem Aufkommen der sogenannten modernen Wissenschaften begann ein neuer Abschnitt. Eine der ersten der in diesem Zusammenhang relevanten Publikationen der Neuzeit ist das 1836 erschienene zweibändige Werk „Eros: Die Männerliebe der Griechen – ihre Beziehung zur Geschichte, Erziehung, Literatur und Gesetzgebung aller Zeiten“ des Schweizers Heinrich Hössli. Hössli trat darin dafür ein, dass gleichgeschlechtlich Liebende nicht verfolgt und unterdrückt werden sollten. Er ging aus von einer „Seelenwanderung dergestalt, daß weibliche Seelen in männlichen Körpern mit Weibern, männliche Seelen in weiblichen Körpern mit Männern sich abstoßen, als gleichnamige Pole.“[15] Diese Menschen waren für Hössli anders als die anderen und konnten aufgrund ihrer besonderen Veranlagung nur so lieben, wie sie es taten.

Hössli wurde jedoch wenig beachtet, ganz im Gegensatz zu dem Hannoveraner Karl Heinrich Ulrichs, der in seiner 1864 erschienen Schrift „Inclusa“ die These vertrat, dass einer Klasse von männlich gebauten Individuen die Geschlechtsliebe zu Männern geschlechtlich angeboren sei. Für Ulrichs war ein gleichgeschlechtlich liebender Mann kein „wahrer Mann“, da er nur körperlich ein Mann, von seinem Liebestrieb her jedoch ein weibliches Wesen sei. Ulrichs prägte den Begriff „Halbmann“ und definierte gleichgeschlechtlich liebende Männer als Vertreter eines bislang nicht als solches erkannten „dritten Geschlechts“.

Ulrichs nannte gleichgeschlechtlich liebende Männer Männer mit einer weiblichen Seele im männlichen Körper und bezeichnete sie als „Urninge“[16]. Menschen, die gegengeschlechtlich lieben, bezeichnete er als „Dioninge“[17]. Ulrichs entwickelte ein komplexes Schema mit zehn Geschlechtern (gemeint sind damit jedoch in unserem heutigen Sprachgebrauch sexuelle Orientierungen) bei Frauen und Männern und forderte vor diesem Hintergrund, den er in einem Dutzend Broschüren vertrat, bereits im Jahr 1867 auf einem deutschen Juristenkongress die Straflosigkeit der Männerliebe. Aufgrund dieser Forderung wurde er jedoch auf besagtem Kongress niedergeschrien und musste die Bühne verlassen.

1869 kreierte der österreichisch-ungarische Schriftsteller Karoly Maria Kertbeny (ursprünglich Karl Maria Benkert) die Begriffe „homosexuell“ und „Homosexueller“, kurz darauf entstanden die Begriffe „heterosexuell“ und „Heterosexueller“.

Die Pathologisierung der Homosexualität

1869 führte der Berliner Psychiater Carl Westphal für gleichgeschlechtlich liebende Menschen den Begriff der „conträren Sexualempfindung" ein und definierte diese als psychopathischen Zustand. Dieser Begriff wurde ins Italienische übersetzt („amore invertito"), daraus wurde dann in englischer und französischer Übersetzung und in deutscher Rückübersetzung „Inversion". Westphal sprach von einer Umkehrung von männlicher in weibliche Liebesempfindung bei Männern und von weiblicher in männliche Liebesempfindung bei Frauen. Diese Umkehrung laufe der Natur und der Gesundheit zuwider.

Damit wurde die bis dahin übliche Kriminalisierung der Homosexualität abgelehnt und die Sichtweise, Menschen mit von der Mehrheit abweichendem Liebesempfinden seien Kranke, die es zu heilen gelte, entstand.

Diese Pathologisierung vertat auch Richard von Krafft-Ebing in seiner 1886 erschienenen Schrift „Psychopathia Sexualis" [18]. Er sieht homosexuelles Verhalten als Merkmal, das dem Menschen lebenslang anhafte, als „funktionelle Degeneration", deren Ursache in einer Störung des Zentralnervensystems liege. Interessant erscheint mir auch seine Differenzierung zwischen gleichgeschlechtlich liebenden Frauen und Männern. Während Homosexualität bei Frauen immer erworben sei, so Krafft-Ebing, könne sie bei Männern angeboren oder aber erworben sein. Krafft-Ebing sprach auch von einer gestörten Geschlechts„identität":

> „Das weibliebende Weib besitzt eine männliche Gesinnung, schätzt männliche Haartracht und Kleidung, neigt zu männlichen Beschäftigungen – so wie der männliche Urning sich nur für weibliche Beschäftigungen usf. interessiert."[19]

August Forel (1906) und Emil Kraeplin (1915) schlossen an Westphal und Krafft-Ebing an, sie verstanden Homosexualität als krankhaft und Homosexuelle als auch sonst „mehr oder minder tiefe Psychopathen, deren Sexualtrieb nicht nur abnorm, sondern in der Regel gesteigert ist."[20] Kraeplin behandelte das Thema in seinem Kapitel „Geschlechtliche Verirrungen"[21] und beschrieb als „Begleiterscheinungen der homosexuellen Veranlagung (...) allerlei nervöse Störungen, wie sie uns bei Psychopathen geläufig sind. Dahin gehören Kopfschmerzen, Schwindelanfälle, Ohnmachten, Zittern, Empfindlichkeit gegen Alkohol, Schlafstörungen" sowie „Persönlichkeiten von außerordentlicher Willensschwäche" und „erregbare Menschen (...), schwachsinnige Schwindler und Großsprecher, paranoische Sonderlinge."[22]

Als Ursprung der Homosexualität sah Kraeplin eine „krankhafte Anlage"[23] an und er hatte es seiner Ansicht nach mit

> „Entarteten zu tun (...), bei denen das Triebleben vielfach unzuverlässig und die Selbstbeherrschung unzulänglich ist. Nicht die gleichgeschlechtliche Richtung des sexuellen Begehrens wäre demnach angeboren (wovon Forel ausgegangen war, Anm.), sondern nur seine Beeinflußbarkeit durch äußere Anstöße, seine Ablenkbarkeit auf falsche Bahnen. Die Homosexualität stellt also nur einen Einzelfall unter den zahlreichen Entartungsformen des Geschlechtstriebs dar."[24]

In der Einstufung der Homosexualität als pathologisch kommt auch ein kulturelles Vorurteil zum Ausdruck.[25] Dennoch wurde es „als großer Fortschritt für die Menschheit angesehen, daß nun Homosexuelle nicht mehr in Gefängnissen landeten, sondern in der ärztlichen Praxis oder in der Psychiatrie“[26].

Die Pathologisierung der Homosexualität ebnete leider auch den Weg in ein besonders dunkles Kapitel der Psychiatrie: Im „Dritten Reich“ erlebte die Verfolgung von Homosexuellen einen traurigen Höhepunkt, auf den ich weiter unten noch detaillierter eingehen möchte.

Die Entpathologisierung der Homosexualität

Bereits Ende des 19. Jahrhunderts, also bereits vor Forel und Kraeplin, vertrat der Berliner Arzt Magnus Hirschfeld eine entpathologisierende Ansicht. Er lehnte sich an Ulrichs an, vermied jedoch dessen verwirrende Gruppierungen und stellte 1896 zwei jeweils zehnstufige Skalen vor: die der „Triebstärke“ (1 = scheinbarer Mangel, 10 = wilde Gier) und die der Anteile der „Triebrichtung“ auf das andere oder das eigene Geschlecht.

Im Hinblick auf Körperbau und seelische Struktur gab es für Hirschfeld ein weites Feld von Zwischenstufen zwischen den Polen „Vollmann“ und „Vollweib“. Diese Zwischenstufen hatten jedoch für Hirschfeld keinen Krankheitscharakter, sondern seiner Ansicht nach handelte es sich dabei um natürliche Varianten. Auch Hirschfeld hängt der Vorstellung vom Männlichen in der frauenliebenden Frau und vom Weiblichen im mannliebenden Mann an und „bleibt damit letztlich doch der Dichotomie männlich – weiblich und ihren Mischungsverhältnissen in verschiedenen Menschen verhaftet.“[27]

Einen sehr modernen Ansatz vertrat Hirschfeld in Bezug auf das therapeutische Handeln, indem er meinte, der Therapeut sollte Homosexuellen helfen, ihre Eigenart zu akzeptieren, indem er im verständnisvollen Gespräch eine akzeptierende Atmosphäre schafft. Zudem sollte der Umgang mit anderen Homosexuellen diesen Akzeptanzprozess unterstützen. Hier kommt also bereits die Idee der Selbsthilfegruppen für homosexuelle Menschen auf, und deren hilfreiches Potential wurde erkannt und benannt.

Sigmund Freud und seine Schüler

Sigmund Freud äußerte sich 1905 im ersten Kapitel seiner „Drei Abhandlungen zur Sexualtheorie“[28] im Zusammenhang mit „sexuellen Abirrungen“ über Homosexualität, die er damals noch „Inversion“ nannte. Als Ursache machte er nicht nur lebensgeschichtliche Einflüsse, sondern auch andere (konstitutionelle) Faktoren verantwortlich. „Freud ging damit als einer der ersten von einer parallel laufenden Ätiologie aus, indem er die Homosexualität als sowohl konstitutionell bedingt als auch erworben betrachtete.“[29] Die psychoanalytische Forschung, so Freud,

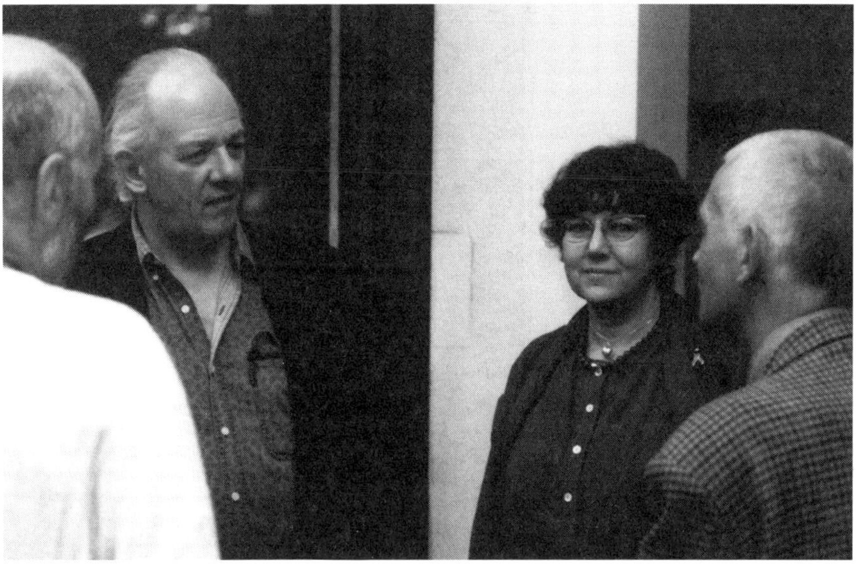

1996, ÖGS-Wahl zur Vorsitzenden der Österreichischen Gesellschaft für Sexualforschung (ÖGS), v.l.n.r. Ladislaus Ehrentraud (von hinten), Harald Picker, Rotraud, Reinhold Perner (von hinten)

> „widersetzt sich mit aller Entschiedenheit dem Versuch, die Homosexuellen als eine besonders geartete Gruppe von den anderen Menschen abzutrennen. Indem sie auch andere als die manifest kundgegebenen Sexualerregungen studiert, erfährt sie, daß alle Menschen der gleichgeschlechtlichen Objektwahl fähig sind und dieselbe auch im Unbewußten vollzogen haben. (...) Im Sinne der Psychoanalyse ist also auch das ausschließliche Interesse des Mannes für das Weib ein der Aufklärung bedürftiges Problem und keine Selbstverständlichkeit."[30]

Diese Argumentation vertrat auch Benedikt Friedländer, der 1908 Hetero- und Homosexuelle als „Kümmerlinge" bzw. „Sittenkümmerlinge" wegen ihrer einseitigen Sexualempfindungen bezeichnete und für den die Bisexuellen, die beide Geschlechter begehren, die „wahren" Frauen und Männer waren.

Freud stellte ferner fest, dass die Leistungsfähigkeit Homosexueller nicht gestört ist und sich Homosexuelle oft sogar durch „besonders hohe intellektuelle Entwicklung und ethische Kultur"[31] auszeichnen, dass sie aber sozialen Nachteilen und Gefahren in der Gesellschaft ausgesetzt sind, wodurch viele in ihrer Objektwahl gehemmt würden. In einem Interview in der österreichischen Zeitung „Die Zeit" betonte Freud, dass „Homosexuelle nicht als kranke Personen behandelt werden sollten."[32] In seinem „Brief an eine amerikanische Mutter" stellte er fest: „Homosexualität ist gewiß kein Vorzug, aber es ist nicht etwas, dessen man sich schämen muß, kein Laster, keine Erniedrigung und kann nicht als Krankheit bezeichnet werden."[33]

Dennoch ist Freud in seinen Ansichten über Homosexualität ambivalent[34] und lehnt etwa einen homosexuellen holländischen Arzt als Ausbildungskandidaten zur psychoanalytischen Ausbildung ab, Freuds Haltung schwankt also „zwischen bahnbrechender Objektivität und massiven pathologisierenden Wertungen"[35].

Freuds Schüler vertraten im Wesentlichen die Ansicht, Homosexualität sei eine Krankheit, Sandor Rado bezeichnete Freuds Konzept von der genetisch angelegten Bisexualität als biologisch nicht haltbar. Später setzte sich die Auffassung durch, eine lesbische, schwule oder bisexuelle Orientierung sei Ausdruck einer Entwicklungsstörung, weibliche Homosexualität wurde pauschal als abnormes Verhalten, als Perversion, Störung in den Objektbeziehungen, als Abwehr von Ängsten und Depressionen betrachtet[36]. Die männliche Homosexualität habe ihre Ursache in einer dominanten Mutter und einem schwachen oder zurückweisenden Vater.

Die klassische psychoanalytische Theorie behauptet somit,

> „daß eine unbeeinflußte normale Entwicklung zum reifen Audruck der Heterosexualität führt. Homosexualität ist nach dieser Theorie die Folge krasser, früh auftretender Entwicklungsstörungen. Von diesen frühen Störungen wird angenommen, daß sie aus einem Konflikt resultieren, der sowohl zu einer Abkehr von der Heterosexualität als auch zu schweren Persönlichkeitsstörungen führe, unter denen alle Homosexuellen angeblich leiden."[37]

Diese Sichtweisen haben sich hartnäckig gehalten, vereinzelt bei PsychoanalytikerInnen bis in die 1990er Jahre, als Beispiel sei hier etwa Otto F. Kernberg genannt.

In den 1960er Jahren traten in den USA vor allem zwei Psychoanalytiker mit ihren Aussagen zur Homosexualität ins Rampenlicht: Irving Bieber und Charles Socarides. Für Socarides beruht die Homosexualität auf der Furcht vor der Mutter und auf dem aggressiven Angriff gegen den Vater, Homosexualität ist für Socarides

> „voll von Aggression, Destruktion und Selbstbetrug. Es ist eine Maskerade des Lebens, bei der bestimmte psychische Energien neutralisiert und in einigermaßen ruhiger Lage gehalten werden. Dennoch droht stets der Durchbruch unbewusster Manifestationen von Destruktivität, Haß-, Inzest- und Angstgefühlen. Anstelle von Einigkeit, Kooperation, Trost, Anregung, Bereicherung, gesunder Herausforderung und Erfolg finden wir nur Destruktion, wechselseitige Niederlagen, Ausbeutung des Partners wie der eigenen Person, oral sadistische Inkorporation, aggressive Attacken, Versuche, die Angst zu beschwichtigen, sowie eine Scheinlösung für die aggressiven und libidinösen Impulse, die das Individuum beherrschen und quälen."[38]

Der Homosexuelle, so Socarides, „ist krank, und alles, was dazu beiträgt, diese Tatsache zu verschleiern, vermindert die Chancen einer Behandlung. (…) Sollte Homosexualität von der Gesellschaft akzeptiert werden, würden dadurch diese Probleme nur verstärkt werden."[39]

Auch Bieber missbilligte „die Versuche organisierter Homosexueller, sich als eine unter vielen Minderheiten darzustellen, da ihr Minderheitenstatus auf einer Krankheit beruht (…).“[40]

1990 schrieb der US-amerikanische Psychoanalytiker Richard A. Isay, Bieber und Socarides „drücken eine Überzeugung aus, die immer noch das Denken und Handeln der amerikanischen Psychoanalytiker prägt.“[41] Durch seine Arbeit mit Homosexuellen jedoch ist Isay „zu der Überzeugung gelangt, daß das Ausleben ihrer Sexualität für homosexuelle Männer sowohl normal als auch für das Wachstum ihrer Persönlichkeit wichtig ist“[42] und dass „eine angemessene Anwendung der psychoanalytischen Theorie bei der Behandlung von homosexuellen Patienten erfordert, diese Form der Sexualität genauso wie die Heterosexualität als normal für den betreffenden Menschen anzusehen.“[43]

Alfred C. Kinsey und das sexuelle Verhalten

Dem US-amerikanischen Biologen Alfred C. Kinsey[44] und seinem Team gelang in der Mitte des 20. Jahrhunderts der Nachweis der fließenden Übergänge zwischen den verschiedenen sexuellen Orientierungen,

> „bei denen Heterosexualität, Bisexualität und Homosexualität nur drei Kristallisationspunkte auf einem breiten Spektrum darstellen. Es war eine damals – wie mitunter auch heute noch – für viele äußerst provokative Äußerung, zumal Kinsey aufgrund seiner Erhebungen auch die Unterscheidung zwischen erworbenen, latenten und angeborenen Typen ablehnte und am Ursprung der Entwicklung sexueller Orientierungen soziale Einflüsse vermutete.“[45]

Kinsey entwickelte anhand von tausenden Befragungen von Menschen über ihr sexuelles Verhalten eine siebenstufige Skala des sexuellen Verhaltens, die von ausschließlich heterosexuell (Stufe 0) über hetero- und homosexuelles Verhalten zu gleichen Teilen (Stufe 3) bis hin zu ausschließlich homosexuellem Verhalten (Stufe 6) reicht. Er vertrat damit eine völlig neue und dynamische Sicht, wonach sich sexuelle Verhaltensmuster innerhalb kurzer Zeit ändern können. Dies nennen Haeberle/Gindorf die „Abschaffung des Homosexuellen durch Kinsey“[46]. Kinsey verwies darauf, dass in der selben Lebensphase hetero- und homosexuelle Aktivitäten vorkommen können und Menschen allgemein die Fähigkeit haben, auf homosexuelle wie auch auf heterosexuelle Stimuli zu reagieren, also gleichgeschlechtlich und auch gegengeschlechtlich zu empfinden. Es ist demnach „nur eine graduelle Entwicklung zu ausschließlich homosexuellen oder ausschließlich heterosexuellen Verhaltensmustern.“[47]

Kinseys Betonung des sexuellen Verhaltens hält Isay seine Ansicht entgegen, „daß sexuelle Phantasien zur Definition Homosexueller nützlicher sind als das Verhalten.“[48] Kinsey hatte die Annahme von der Abnormität der Homosexualität widerlegt[49], sie „als überholt erkannt und in die Ablagekammer der Wissenschaft verwiesen. Damit wurde (...) auch jenen Argumentationsstrategien die Legitimation entzogen, die meinten, es sei schon ein großer Fortschritt, wenn die ‚Anormalen' sozial geduldet und eben nicht mehr strafrechtlich verfolgt würden."[50]

Das moderne Verständnis der Homosexualität

Als sich schwule Männer 1969 erstmals in der Christopher Street in New York gegen die damals – nebenbei bemerkt nicht nur in Amerika, sondern auch in Europa und durchaus auch in Wien – üblichen polizeilichen Repressionen und Razzien in Schwulen-Lokalen wehrten, hatte dies entscheidenden Einfluss auf die Entpathologisierung der Homosexualität, sowohl im gesamtgesellschaftlichen Denken wie auch in psychiatrisch-psychologischen Fachkreisen. Es entstand eine zunehmend erstarkende Lesben- und Schwulenbewegung, wobei die Lesbenbewegung von jeher im engen Zusammenhang mit dem Feminismus stand. Diese Bewegung ging von New York aus und erreichte in den folgenden Jahren und Jahrzehnten zunehmend auch Europa. Die Auflösung der Grenze zwischen Homo- und Heterosexualität war

> „angesichts der emanzipatorischen Ziele dieser Bewegung wenig hilfreich, da dies die gleichgeschlechtliche Identität eher schwächte. Das Postulat einer *‚schwulen' bzw. ‚lesbischen' Identität* als einer klar definierten, von der heterosexuellen Orientierung sich eindeutig unterscheidenden Wesenheit war demgegenüber ein Mittel, die eigene Identität zu stärken, was ein erfolgreiches Coming-out (…) erleichterte und Kraft für den Kampf um Gleichberechtigung und Akzeptanz gab."[51]

In Anlehnung an die „Abschaffung des Homosexuellen durch Kinsey" spricht Rauchfleisch hier von der „Wiedergeburt des Homosexuellen" durch die moderne Lesben- und Schwulenbewegung, die in den 1970er Jahren in Deutschland den Rosa Winkel als schwules Identifikationssymbol aufgreift und damit, ebenso wie mit der Neubesetzung des Wortes „schwul", einen neuen, emanzipierten und selbstbewussten Umgang mit der eigenen homosexuellen Orientierung ausdrückt. Dieser wird ersichtlich aus den zahlreichen Gruppen, Vereinen, Initiativen und Medien, die heute gegen die gesellschaftliche Tabuisierung und rechtliche Ungleichbehandlung von Homosexualität ankämpfen. Der „Rosa Winkel" wurde mittlerweile durch die Regenbogenfahne abgelöst, die heute international als Symbol der Lesben- und Schwulenbewegung gilt.

Zur Erinnerung an die Initialzündung in der New Yorker Christopher Street feiert die internationale GLBT-Community[52] jedes Jahr am 28. Juni den sogenannte „Christopher Street Day", vor allem auch mit politischen Demonstrationen in Form von Paraden. In Wien fand die erste derartige Parade am 29. Juni 1996 statt, und mit ungefähr 10.000 TeilnehmerInnen und 20.000 ZuschauerInnen „war die erste Regenbogen-Parade ein enormer Erfolg. Den OrganisatorInnen war es gelungen, einen bis vor einigen Jahren noch gänzlich unfassbaren Grad an Sichtbarkeit und Stärke"[53] von Lesben, Schwulen und Transgenderpersonen zu schaffen und darzustellen. Die Wiener Regenbogenparade, dieses „Weihefestspiel aller queers"[54] wurde seither immer erfolgreicher, seit 2000 wird „die Regenbogen-Parade von mehr als 100.000 begeisterten ZuschauerInnen begrüßt, was sie auf der Liste der populärsten öffentlichen Ereignisse Wiens ganz oben platziert. Noch entscheidender jedoch ist die größere kulturelle Bedeutung der Regenbogen-Parade. Denn im Verlauf der Jahre hat das Event eine Neuzeichnung von Wiens urbaner Landschaft selbst bewirkt. Als solches fungiert das Ereignis als ein jährliches Korrektiv gegenüber den homogenisierenden Kräften des österreichischen Nationalstaates, indem es, wenn auch nur für einen kurzen Moment, den normalisierenden Druck der ‚Anständigkeit' durch ein kosmopolitisches Regime der Vielfältigkeit ersetzt[55] (und so eine) zwar nur zeitweilige, aber umso machtvollere Verortung von Lesben und Schwulen im öffentlichen Raum"[56] schafft.

Es scheint mir wichtig, an dieser Stelle den zuvor gegebenen historischen Überblick zu ergänzen und Homosexualität entsprechend dem heutigen Stand der verschiedenen damit befassten Wissenschaften zu definieren: Trotz der Zugehörigkeit zu einer Minderheit und der damit verbundenen Diskriminierungen sind homosexuelle Frauen und Männer in der gleichen psychischen Verfassung wie heterosexuelle Frauen und Männer auch. Ganz klar geht aus „systematischen psychologischen Untersuchungen der letzten Jahre (...) hervor, daß es bei Homosexuellen kein größeres Maß an Psychopathologie gibt als bei Heterosexuellen"[57]. Eine der bekanntesten Studien zu diesem Thema wurde von Evelyn Hooker[58] durchgeführt. In dieser Studie „zeigten sich bei homosexuellen Männern keine wesentlichen Unterschiede in der Psychopathologie und kein größeres Maß an sozialer oder psychologischer Fehlanpassung"[59]. Es ergibt sich daraus „die Einsicht, daß die gleichgeschlechtlichen Orientierungen selbst nicht mit psychischer Gesundheit oder Krankheit zu tun haben, sondern in sich, wie die heterosexuellen Ausrichtungen, das ganze Spektrum von Gesundheit bis Krankheit enthalten."[60] Martin Dannecker fasst zahlreiche ähnliche Forschungsergebnisse zusammen, wenn er sagt, dass „psychologisch gesehen zwischen der Homosexualität und der Heterosexualität (...) keine qualitativen Differenzen"[61] bestehen.

Der Begriff „Homosexualität" ist jedoch „trotz seiner Gebräuchlichkeit und intendierten Wertneutralität (...) nicht ganz unproblematisch: Zum einen kennzeichnet er eigentlich nur eine Veranlagung, die mangels äußerer Erkennbarkeit nicht Regelungsgegenstand von Normen sein kann. (...) Zum anderen reduziert der Terminus Homosexualität sowohl den einzelnen Merkmalsträger als auch die gleichgeschlechtliche Lebensgemeinschaft sprachlich auf das rein Sexuelle, suggeriert eine Erotomanie und ignoriert dabei, daß persönliche Zuneigung, Vertrauen und Geborgenheit in solchen Beziehungen die gleiche wichtige Rolle spielen wie in herkömmlichen, verschiedengeschlechtlichen Partnerschaften."[62]

Tatsächlich beschränken sich viele Definitionen von Homosexualität auf den sexuellen Charakter und vernachlässigen die Liebes- und Beziehungsebenen. „Ist es da erstaunlich, wenn die meisten Menschen Homosexualität immer nur mit Sex in Verbindung bringen" [63], fragt Thomas Grossmann und weist ebenfalls darauf hin, dass „Homosexualität aber mehr, sehr viel mehr (ist): Gefühle, gemeinsames Erleben, Zuneigung, Freundschaft. Liebe"[64]. Es „zeigt sich ein deutlicher Wandel von der Etikettierung als Sünde und degenerative oder neurotische Erkrankung hin zu Konzepten, welche die lesbischen, schwulen und bisexuellen Ausrichtungen als *der Heterosexualität gleichwertige Varianten* betrachten."[65] Homosexualität kann also abschließend definiert werden als die „Liebe zwischen zwei Frauen oder zwischen zwei Männern, (und) ist eine schöne, völlig normale und gesunde sexuelle Entwicklung, genauso wie Heterosexualität auch."[66] 1973 beschrieben John Gagnon und William Simon menschliches Sexualverhalten als „skriptiertes Verhalten"[67], das nicht Ausdruck eines inneren Triebes, sondern Ergebnis individueller Verarbeitung von verschiedenen, gesellschaftlich vorgegebenen „Skripten" sei. In der Zusammensetzung des individuellen Skripts spielen kulturelle und epochale Einflüsse eine entscheidende Roll. Sexuelle Orientierungen sind demnach Ausdruck des Heute und des Hier und keine „ewigen Wahrheiten".

Homosexualität gilt auch formal nicht länger als Krankheit

1973 wird Homosexualität als psychiatrische Diagnose von der American Psychiatric Association (APA) fallengelassen. Aber erst in der 1980 erschienenen dritten Fassung des Diagnostic Statistical Manual of Mental Disorders, dem DSM-III-R, ist die Diagnose für die in die Persönlichkeit integrierte (ich-syntone) Form der Homosexualität nicht mehr aufgeführt. Ein bezüglich der sexuellen Orientierung ambivalentes Verhalten, „wie es im Rahmen des Coming-out sehr häufig vorkommt, wurde noch bis 1987 als ‚ich-dystone Homosexualität' pathologisiert, und diese Sicht wurde erst 1987, in der revidierten Fassung des DSM (DSM-III-R), aufgegeben."[68] Die WHO vollzog diese Schritte 1991 in der zehnten Revision der internationalen Klassifikation psychischer Störungen (ICD-10) nach.

Homosexualität gilt somit heute als „eine nicht-pathologische Variante menschlicher Sexualität"[69], als „eine der Möglichkeiten, wie sich normalerweise menschliches Sexualverhalten ausformt"[70]. Und wie alle Formen der Liebe „bleibt auch die Homosexualität ein Geheimnis und entzieht sich unserem vollen Verständnis. Wie alle Formen der Liebe ist sie Ausdruck der Sehnsucht nach einer verlorenen Verbundenheit."[71]

Es gibt zunehmend mehr Publikationen, die von einer Homosexualität wertschätzenden Haltung geprägt sind, und in vielen Ländern haben sich Gruppen lesbischer und schwuler TherapeutInnen gebildet, „und in allen größeren Fachkongressen sind spezielle Veranstaltungen zum Thema Homosexualität inzwischen mehr oder weniger selbstverständlich geworden."[72]

Die Entstehung der Homosexualität

Somit verliert die Frage nach der Entstehung der Homosexualität an Bedeutung. Die bis heute ungeklärte Frage nach den Ursachen wird meist im Zusammenhang mit Ablehnung und Unverständnis gestellt. Sie impliziert ein Abweichen von der

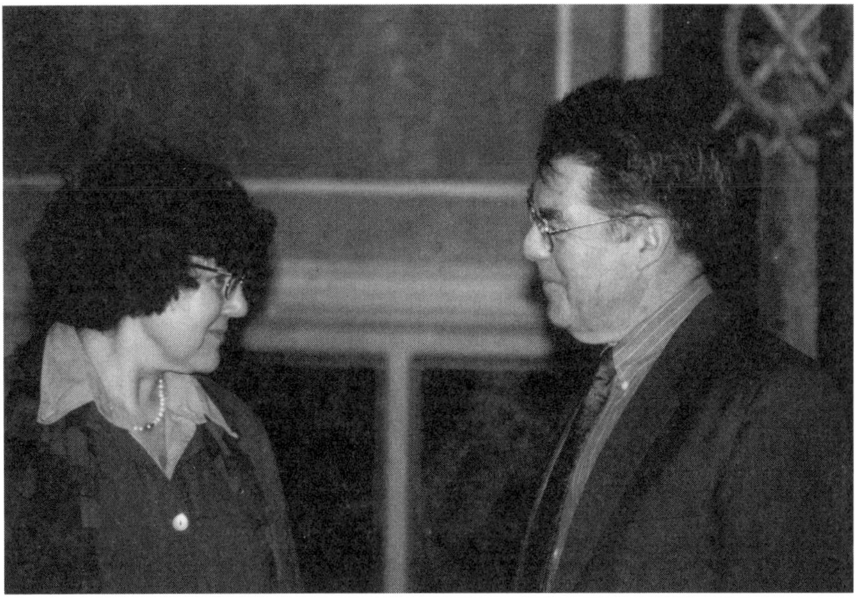

1997, Nationalratspräsident Heinz Fischer mit Rotraud im Rahmen der Buchpräsentation „Sexualität, Jugendschutz & Menschenrechte"

Norm und die Suche nach Möglichkeiten, Homosexualität als krank oder zumindest unerwünscht abzulehnen, sie nicht erklären, sondern vielmehr rechtfertigen zu wollen. Es gibt viele verschiedene Theorien zur Entstehung der Homosexualität, die sich in drei große Gruppen einteilen lassen[73]. Theorien der ersten Gruppe besagen, dass jeder Mensch bereits mit einer bestimmten sexuellen Orientierung zur Welt kommt. Nach den Theorien der zweiten Gruppe wird jeder Mensch in seiner Kindheit und Jugend von seiner sozialen Umwelt beeinflusst und dementsprechend homo- oder heterosexuell. Theorien der dritten Gruppe schließlich glauben an die Existenz von Kofaktoren, das heißt, dass bei einem Menschen vorhandene genetische Dispositionen in den ersten Lebensjahren durch das soziale Umfeld verstärkt werden müssen, damit es zur homosexuellen Entwicklung kommen kann[74].

In die erste beschriebene Gruppe fallen auch jene Theorien, die an die Existenz eines „schwulen/lesbischen Gens" glauben. Ein Nachweis dieser Theorien oder gar das Auffinden eines solchen Gens gelang jedoch nicht.

Widerlegt ist heute die These, dass der Hormonhaushalt der Mutter während der Schwangerschaft Ursache für die homosexuelle Entwicklung des Kindes ist. Es gibt da nachweislich keinen Zusammenhang.

Theorien der zweiten Gruppe, die also ausschließlich soziale Faktoren als Ursache der homosexuellen Entwicklung sehen, sind heute ebenso widerlegt. Statistisch gesehen machen homosexuelle Menschen in der Kindheit die gleichen Erfahrungen wie heterosexuelle: Bestimmte Erziehungsstile, Scheidung oder Tod der Eltern oder auch andere einschneidende Erlebnisse sind in der Kindheit homosexueller Menschen nicht seltener oder häufiger als in der Kindheit heterosexueller Menschen. Daraus folgt, dass der Erziehungsstil, eine etwaige Scheidung, der Tod eines Elternteiles oder andere Vorkommnisse in der Kindheit keinen Einfluss darauf haben, ob jemand hetero- oder homosexuell wird.

Besonders hartnäckig hält sich die so genannte „Verführungstheorie“. Sie geht von der Annahme aus, dass ein heterosexueller Jugendlicher von einem älteren schwulen Mann zu einem sexuellen Kontakt verführt wird, obwohl der Jugendliche diesen nicht möchte, und dann, bedingt durch diesen einmaligen sexuellen Kontakt, homosexuell wird. Diese Theorie ist heute wissenschaftlich eindeutig widerlegt. Die meisten Homosexuellen wissen in ihrem Innersten schon lange, bevor sie überhaupt ihre ersten sexuelle Erfahrungen machen, dass sie gleichgeschlechtlich empfinden. Und viele homosexuelle Menschen hatten vor ihrem Coming-out Beziehungen zum anderen Geschlecht – ohne dadurch zur Heterosexualität „verführt“ worden zu sein!

Homosexualität in Zahlen

Auf diese Frage, wie viele homosexuelle Menschen es gibt, gibt es keine sinnvolle Antwort. „In den Aussagen über die Verbreitung der Homosexualität folgt man immer noch den Ergebnissen des 1953 vorgelegten Kinsey-Reports“[75]. Es ist „praktisch unmöglich anzugeben, wieviele Menschen ‚heterosexuell‘ und wieviele ‚homosexuell‘ sind. Es ist lediglich möglich zu entscheiden, wieviele Menschen zu einem gegebenen Zeitpunkt den einzelnen Kategorien der Kinsey-Skala zuzuordnen sind“[76], denn die Kinsey-Studie ist immer noch die zuverlässigste Untersuchung über die Häufigkeit homosexuellen Verhaltens und „neuere Studien liegen nicht vor“[77]. Die Frage nach der Verbreitung der Homosexualität wäre nach Schellenbaum auch nur dann zu beantworten, wenn Homosexuelle ausschließlich homosexuell und Heterosexuelle ausschließlich heterosexuell wären. Dass dem aber nicht so ist, „weiß die Tiefenpsychologie seit Fliess, Freud und Jung, welche die Bisexualität des Individuums festgestellt haben“[78]. Nach Kinseys Forschungsergebnissen[79] ist die Mehrheit der Menschen in unterschiedlichen Ausprägungen bisexuell, denn seine „Statistiken zeigten einfach, daß ‚Heterosexualität‘ und ‚Homosexualität‘ keine klar umrissenen, trennbaren und unvereinbaren Eigenschaften sind“[80]. Wie zuvor bereits ausführlich dargelegt, ist es daher falsch, zwischen Heterosexuellen und Homosexuellen wie zwischen zwei deutlich verschiedenen Gruppen zu unterscheiden. Man kann

> „die Welt nicht in Schafe und Ziegen einteilen. Nicht alle Dinge sind schwarz oder weiß. (...) Die Natur kennt keine scharfen Einteilungen. Nur der Mensch erfindet Kategorien und versucht, die Wirklichkeit in verschiedene Schubfächer zu zwingen. Alles Leben ist in jeder Hinsicht ein Kontinuum. Je früher wir dies im Hinblick auf das menschliche Sexualverhalten lernen, um so eher werden wir die Wahrheit über die Sexualität begreifen.“[81]

„Es gibt“, so bestätigt Schellenbaum diese Tatsache, „die ‚Homosexualität‘ nicht nur im homosexuellen, sondern auch im ‚heterosexuellen Manne‘, ebenso wie es die ‚Heterosexualität' auch im ‚homosexuellen Manne' gibt"[82]. Die angesprochene schroffe Trennung ist ein geschichtliches Novum, das „wohl neben jüdisch-christlichen Einflüssen unter anderem mit dem Normalitätsdruck in einer zunehmend technisierten, standardisierten, entseelten Gesellschaft, vielleicht auch mit der allgemeinen Instrumentalisierung und Verarmung der Gefühle"[83] zusammenhängt. Nach Kinsey verhalten sich 4 % aller Menschen „ausschließlich homosexuell"[84] und weitere 6 % „vorwiegend homosexuell"[85]. „Ausschließlich homosexuelles Verhalten" ortet Pschyrembel „bei 5 bis 15 %"[86]. Haeberle meint hingegen, dass „eine heute erstellte Studie sehr wohl ergeben (könnte), daß die Zahl derer, die sich homosexuell verhalten, noch sehr viel größer ist (besonders bei den Frauen)"[87].

Da es unseren Rahmen hier sprengen würde, diesen wissenschaftlichen Diskurs hier noch weiter auszuführen, halte ich, wenn wir die Kategorie Homosexualität vorerst aus pragmatischen Gründen beibehalten wollen, eine Festlegung auf einen Prozentsatz von etwa 10% für am seriösesten und sinnvollsten. Demnach dürften also allein in Wien „etwa 200.000 lesbische (und) schwule (...) Menschen leben"[88].

Verfolgung im NS-Regime und Diskriminierung in der Gegenwart

Neben dem bisher diskutierten medizinischen Bereich stellt die Gesetzeslage einen ganz wesentlichen Bezugsrahmen für die Lebensrealität homosexueller Menschen dar.

Trotz des bestehenden § 175, der seit 1871 schwulen Sexualverkehr verfolgte, konnten Homosexuelle in Deutschland in der Zeit der Weimarer Republik sehr frei leben, die Homosexuellenbewegung erstarkte, war gut organisiert und meist von Männern getragen, „die Frauen haben sich eher spärlich organisiert."[89] Zu nennen ist vor allem das 1897 von Magnus Hirschfeld gegründete Wissenschaftlich-Humanitäre Komitee (WHK). 1929 beschloss der Strafrechtsausschuss des Reichstages, die Streichung von § 175 zu empfehlen, aber bevor es dazu kam, wurde Hitler 1933 Reichskanzler.

In Österreich definierte § 129 I b des Strafgesetzes aus dem Jahr 1852 Homosexualität als „Unzucht mit Personen desselben Geschlechtes" und als Verbrechen wider die Natur. Vorgesehen war ein Strafrahmen von sechs Monaten bis zu fünf Jahren schweren Kerkers, der allerdings oft unterschritten wurde. Dieses Verbot betraf – im Gegensatz zur Regelung im Deutschen Reich – homosexuelle Männer und Frauen gleichermaßen. Dennoch entwickelte sich, ähnlich wie in Deutschland, eine halböffentliche Szene in Form von Parks und Toiletten, aber auch öffentlich zugänglichen Lokalen, die als Schwulentreffpunkte bekannt waren. Für lesbische Frauen gab es das so gut wie gar nicht, in den dreißiger Jahren etwa gab es in Wien „nur ein einziges Lokal mit starkem lesbischem Publikumsanteil (... die ‚Kopernikusstube' im sechsten Bezirk)"[90].

Bereits 1929 sagte die NSDAP in einer Grundsatzerklärung der Homosexualität wie überhaupt jeder freien Sexualität den Kampf an, da dies dem „Kampf ums Dasein" widerspreche und „boshafte Triebe der Judenseele (...), ganz gemeine Abirrungen von Syrien, (...) mit Strang oder Ausweisung zu ahndende Verbrechen"[91] seien. Die massive soziale Diskriminierung und Ächtung homosexueller Menschen war vom Regime erwünscht und wurde gefördert. Im März 1933 wurde das Hirschfeld-Institut für Sexualforschung überfallen und verwüstet, Schwulenlokale in der Aktion „Sauberes Reich" geschlossen, sämtliche Homosexuellenorganisationen verboten, führende Mitglieder verhaftet und in Konzentrationslager verbracht. Regelmäßige Polizeirazzien machten von Homosexuellen besuchte Treffpunkte für diese lebensgefährlich. Die Organisationen der Schwulenbewegung gehörten also mit zu den ersten verbotenen und unterdrückten Gruppen[92]. 1935 wurde § 175 verschärft, unter Strafe gestellt wurden nun nicht mehr nur „beischlafsähnliche Handlungen", sondern jede Form der „Unzucht". Dies war so vage formuliert, um auch Briefe, Gesten und Blicke, die dem „gesunden Volksempfinden" widersprachen, zu umfassen. Die Verurteiltenzahlen stiegen nach dieser Gesetzesverschärfung massiv an, die SS-Zeitung „Das Schwarze Korps" lobte etwa unter der Schlagzeile „Das fehlt gerade" die in Deutschland im Vergleich zu Österreich noch härtere Auslegung des Verbotes der Homosexualität. In Österreich vervierfachten sich die Verurteiltenzahlen zwischen 1937 und 1939. Nach der Röhm-Affäre wurde die Verfolgung weiter verschärft, Heinrich Himmler gab dazu gar eine Zentralkartei für Schwule in Auftrag. 1937 ordnete Himmler in seiner berüchtigten Geheimrede vor SS-Gruppenführen in Bad Tölz an, homosexuelle Angehörige der Schutzstaffel (SS) öffentlich zu degradieren, auszustoßen, sie dem Gericht zu übergeben, sie nach ihrer Strafverbüßung in ein KZ zu bringen und sie dort auf der Flucht zu erschießen, „um wenigstens das gute Blut, das wir in der Schutzstaffel haben, und diese werdende Gesundung blutlicher Art, die wir für Deutschland groß ziehen, frei zu halten"[93]. Dies zeigt deutlich, „wie wenig die nationalsozialistische Homosexuellenverfolgung mit der Gerichtsbarkeit gegen das Verbrechen der ‚Unzucht wider die Natur' gemein"[94] hatte und dass die NS-Ideologie „den ‚Typus' des Homosexuellen zu lokalisieren und zu eliminieren suchte"[95]. 1941 wurde allgemein die Todesstrafe für gegen § 175 verstoßende SS- und Polizeiangehörige eingeführt. Ende 1935 sollten Maßnahmen zur „vorbeugenden Verbrechensbekämpfung durch die Polizei" sogenannte „Volksschädlinge" erfassen. Die Polizei konnte nun Vorbeugehaft gegen asoziale oder gefährliche Personen verhängen, also auch gegen Homosexuelle. 1936 wurde die „Reichszentrale zur Bekämpfung der Abtreibung und Homosexualität" gegründet, die bis 1939 der „Geheimen Staatspolizei (Gestapo)" unterstellt war. So gab es neben der polizeilich-gerichtlichten Verfolgung einen zweiten Verfolgungsapparat, der jenseits polizeilicher Befugnisse agierte und bei dem es auf weiter Strecke um Delikte ging, „die die Verfolger von den Verfolgten noch erwarteten"[96].

Die Verhöre der Gefassten erfolgten in der Regel in der Zentrale am Wiener Morzinplatz, wo sie karteimäßig erfasst wurden. In weiterer Folge wurden die meisten der verhafteten Homosexuellen – entweder nach Verbüßung ihrer Gefängnisstrafe oder gleich, also ohne Anklage und ohne Gerichtsverfahren, in Konzentrationslager verbracht, wo schwule Männer durch den Rosa Winkel, lesbische Frauen durch den Schwarzen Winkel der „Asozialen" gekennzeichnet wurden, um durch „systematische Arbeitsleistung gebessert"[97] zu werden, es sei denn, sie ließen sich kastrieren.

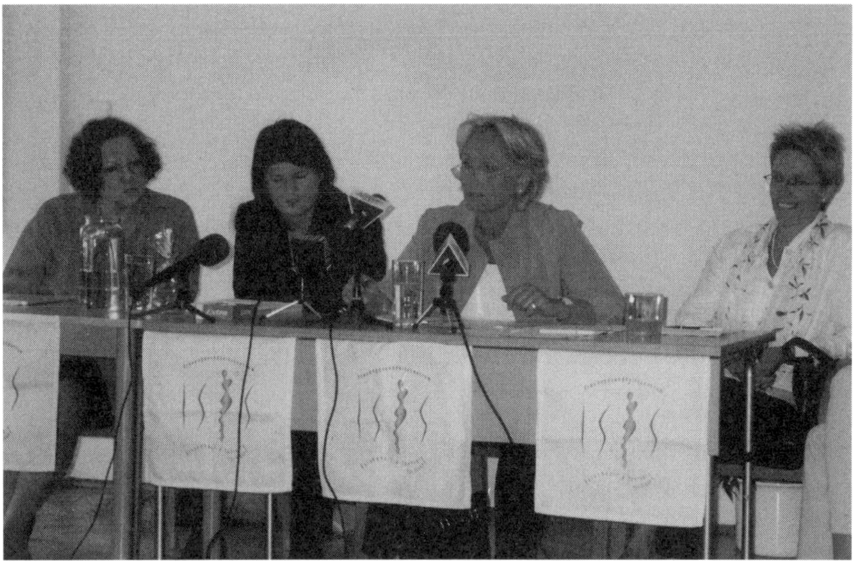

2000, Pressekonferenz zum 5-jährigen Bestehen des Frauengesundheitszentrums ISIS (Gesundheit und Therapie für Frauen) in Salzburg, v.l.n.r. Rotraud, Gabi Burgstaller, Maria Haidinger, Romana Rotschopf

Gegen Kriegsende wurden homosexuelle Männer zudem in Strafbataillonen an die Front geschickt.

Die Verfolgung lesbischer Frauen war gravierend anders als die schwuler Männer, mit denen Polizei und Gestapo ein vergleichsweise leichtes Spiel hatten, brauchten sie doch nur die schwulen Treffpunkte überwachen und hier Razzien durchführen. Lesbische Frauen hingegen konnten nur über gezielte Suche oder nach Denunziationen aufgefunden werden. Auf Lesben war der direkte Polizeidruck wohl geringer als auf Schwule. Lesben wurde damals bereits eine eigenständige, von der Mutterschaft losgelöste Sexualität abgesprochen. Schwule wie Lesben wurden also öffentlich lächerlich gemacht, bespitzelt, denunziert, verhaftet, deportiert und ermordet. Sie mussten auf Freundschaft, Liebe und Sexualität verzichten, Jahre im Gefängnis oder KZ verbringen, wurden nur allzu oft ohne Verfahren verurteilt und aufgrund ihrer sexuellen Orientierung ermordet, denn „wer gar an mann-männliche oder weib-weibliche Liebe denkt, ist unser Feind!“[98] Die Zahl der in den KZs ermordeten Schwulen und Lesben ist nicht genau feststellbar. Fest steht aber, dass die Männer mit dem Rosa Winkel in den KZs generell einen Sonderstatus hatten und in der Häftlingshierarchie meist ganz unten standen, viele wurden für tödliche „medizinische Versuche“ herangezogen. Von anderen Häftlingsgruppen wurden sie meist ausgegrenzt und „konnten oft nur um den Preis sexueller Dienstleistungen überleben, als Bettgefährten von (...) Häftlingsfunktionären.“[99] Bei dieser sozialen Situation der Männer mit dem Rosa Winkel „überrascht es nicht, (...) auffällig viele und deutliche Berichte über eine gesteigerte Todeswahrscheinlichkeit zu finden“[100], ein Rosa Winkel war „also fast immer ein sicheres Todesurteil.“[101] Neben dem persönlichen Leid und qualvollen Toden ging auch ein Großteil der Geschichte der Homosexuellen-Emanzipationsbewegung verloren, denn durch die „systematisch betriebene Vernichtung der Homosexuellen in den Konzentrationslagern wurde auch die Erinnerung an die ersten Vorkämpfer homosexueller Emanzipation ausgelöscht“[102].

Homosexuelle Menschen in Österreich und Deutschland[103] mussten sich jedoch „auch nach dem Kriegsende weiter verstecken; denn die strafrechtliche Verfolgung hörte mit dem Nazi-Regime nicht auf“[104], viele Menschen blieben einfach weiter inhaftiert und hofften vergebens auf ihre Befreiung. Es ist eine Tatsache, dass diese Opfergruppe jahrzehntelang „weder rehabilitiert noch entschädigt wurde, entschädigt wurden nicht einmal jene, die erst nach der Verbüßung ihrer Haftstrafe ins KZ kamen[105]. Oft werden homosexuelle Menschen als NS-Opfergruppe auch heute noch verleugnet und totgeschwiegen.[106]

Nach 1945 galt in Deutschland, sowohl in der BRD wie auch in der DDR, § 175 in der nationalsozialistischen Fassung bis 1969 weiter, da, so wurde argumentiert, er in ordnungsgemäßer Form zustande gekommen und nicht spezifisch nationalsozialistisch geprägtes Recht sei. KZ-Aufenthalte Homosexueller wurden von Sozial- und Pensionsversicherungen nicht angerechnet, bei neuerlichen Verurteilungen aber sogar als Vorstrafe angesehen.

In Österreich trat nach dem Krieg der Homosexuellenparagraph der Ersten Republik, der Männer und Frauen einschloss, wieder in Kraft. Dieses sogenannte Totalverbot der Homosexualität (dieses verbot jede homosexuelle Handlung, also auch solche zwischen zwei erwachsenen Menschen im privaten Rahmen) wurde erst im Zuge der großen Strafrechtsreform 1971 aufgehoben und durch drei Sonderparagraphen (§§ 209, 220, 221 StGB) ersetzt. In Österreich war Homosexualität somit bis vor weniger als 30 Jahren kriminalisiert[107], während dies in anderen Ländern deutlich anders aussah. Als Beispiel sei hier etwa Frankreich genannt, wo das Totalverbot der Homosexualität bereits im Zuge der Französischen Revolution, also 1789, fiel. Im Jahre 1997 wurden die §§ 220, 221 StGB gestrichen, die die Werbung für Homosexualität und die Gründung von Vereinen zu ihrer Förderung verboten hatten. Diese Paragraphen waren bis zu ihrer Abschaffung keineswegs totes Recht. Ihre Anwendung verhinderte notwendige Informationskampagnen über Homosexualität für Jugendliche und die Information über jugendspezifische Beratungsangebote. § 1 des mittlerweile novellierten Pornographiegesetzes hatte zudem homosexuelle Pornographie verboten. Diesen Paragraphen hatte der österreichische Zoll Ende der 1980er Jahre, also am Höhepunkt der Aids-Krise, angewendet, um Aids-Aufklärungsbroschüren für homosexuelle Männer, die die Deutsche Aids-Hilfe e.V. herausgegeben hatte, an der deutsch-österreichischen Grenze zu beschlagnahmen.

Erst 2002 wurde § 209 StGB, der für homosexuelle Kontakte zwischen zwei Männern ein Mindestalter von 18 Jahren festlegte (Offizialdelikt, Mindeststrafe 6 Monate), während es für homosexuelle Kontakte zwischen zwei Frauen und für heterosexuelle Kontakte bei 14 Jahren lag[108], vom Verfassungsgerichtshof als verfassungswidrig aufgehoben, denn „laut Europäischer Menschenrechtskommission und laut UNO-Ausschuss für Menschenrechte stellt ein höheres Mindestalter für homo- als für heterosexuelle Handlungen eine Verletzung der Menschenrechtskonventionen dar.“[109] Das Europa-Parlament hatte Österreich zuvor fünfmal aufgefordert,

§ 209 aufzuheben, und zweimal, alle deswegen inhaftierten Personen unverzüglich freizulassen. Die Präsidentin des Europäischen Parlaments, Nicole Fontaine, hatte gar erklärt, dass Österreich durch diese anhaltende und schwerwiegende Menschenrechtsverletzung auch gegen den EU-Vertrag verstößt.

Die österreichische Bundesregierung hat die EU-Beschäftigungsrichtlinie (Richtlinie 2000/78/EG), die Diskriminierung von Menschen aufgrund ihrer Rasse, ethnischen Herkunft, Religion, Weltanschauung, Behinderung, ihres Alters und ihrer sexueller Ausrichtung im Bereich Beschäftigung/Beruf verbietet, erst verspätet umgesetzt und es zudem verabsäumt, den Diskriminierungsschutz auf alle Lebensbereiche auszudehnen. Für viele der genannten diskriminierten Gruppen besteht ein solch umfassenderer Diskriminierungsschutz durch andere Rechtsvorschriften – für Lesben und Schwule bisher jedoch nicht. Abhilfe wird hier erst eine derzeit in Vorbereitung befindliche neue EU-Richtlinie schaffen, die den Diskriminierungsschutz auf alle Lebensbereiche ausdehnen wird.

Andere Mitgliedstaaten der EU sind, was ihre Rechtsmaterien betrifft, Österreich weit voraus[110]. Dies zeigt sich in wirkungsvollen Antidiskriminierungsgesetzen ebenso wie in der Möglichkeit, als homosexuelles Paar eine eingetragene Partnerschaft einzugehen oder gar die Ehe zu schließen[111]. Festzuhalten bleibt, dass die Republik Österreich homosexuelle Menschen und ihre Lebensgemeinschaften in zahlreichen Rechtsmaterien weiterhin diskriminiert. Ob Österreich ein mit 2010 in Kraft tretendes Gesetz, das eine eingetragene Partnerschaft für gleichgeschlechtliche Paare ermöglicht, tatsächlich beschließen wird, wie das die Koalitionsregierung angekündigt hat, und welche Rechtsfolgen konkret mit einer solchen Partnerschaft verknüpft sein werden, kann momentan noch nicht abgesehen werden. Mit Haeberle aber „bleibt zu hoffen, dass die Diskriminierung von Homosexuellen ein baldiges Ende finden wird", denn auch sexuelle Orientierung sollte „kein Grund sein, irgendjemandem gleiche Rechte zu versagen. Daher verdient der Kampf der Homosexuellen um Gleichberechtigung, ebenso wie derjenige anderer unterdrückter Menschen, vollen Erfolg." [112]

Homosexualität als Herausforderung für Beratung und Psychotherapie
Bestehen veraltete Ansichten dennoch weiter?

Leider gibt es auch heute, wo längst klargestellt ist, dass Homosexualität keine Krankheit, keine Störung ist, nach wie vor einzelne ExpertInnen „verschiedener Fachrichtungen, die in gleichgeschlechtlich Empfindenden psychisch kranke Menschen sehen, die es zu heilen gilt."[113] Dies drückt sich auch in der Behandlung der Frage nach Ursachen der Homosexualität aus, denn wenn „in der Psychotherapie im Zusammenhang mit Homosexualität nach verwirrenden Kindheitserfahrungen geforscht wird, so geschieht dies auch heute noch fast ausschließlich in dem Sinne, daß die verwirrenden Kindheitserfahrungen als Ursache der Homosexualität betrachtet und dahingehend untersucht werden, wie sie sich auf die Emotionalität der Klientin oder des Klienten ausgewirkt haben."[114] Diese Blickrichtung jedoch stellt eine „klare Pathologisierung der Homosexualität dar. Daß umgekehrt die (oft noch nicht manifestierte) Homosexualität die Ursache verwirrender Kindheitserfahrungen sein kann, ist ein Ansatz, der in der Psychotherapie noch weitgehend unbekannt"[115] ist.

Wenn aber BeraterInnen, statt homosexuellen KlientInnen zu helfen, diesen diskriminierend begegnen, so kann dies zu größten Verletzungen führen und „dies passierte in der Vergangenheit oft (...) und ist leider auch in der Gegenwart – wenngleich meist auf subtilere Art und Weise als früher – bei einigen Therapeutinnen und Therapeuten immer noch Realität."[116] Dies kann für die KlientInnen schreckliche Auswirkungen haben, denn sie fallen dann in ihrer Entwicklung weiter zurück und es wird ihnen „der Weg zu einem Coming-out weiter ‚zubetoniert', gerade weil sie sich in ihrer Identität noch unsicher fühlen oder ihre Homo- bzw. Bisexualität selbst ablehnen (...)."[117] In dieser Sackgasse, so stellt Wiesendanger unmissverständlich fest, befinden sich mehr KlientInnen als allgemein angenommen wird und er plädiert daher ganz ausdrücklich für das Erkennen dieses Themas in der Psychotherapieszene.

Von selbsternannten „Heilern" und den von ihnen angerichteten Schäden

Da, wie bereits ausgeführt, Homosexualität früher als behandlungswürdige Pathologie galt, gab es damals eine Reihe von „Behandlungs"methoden, mit denen gegen Homosexualität bzw. gegen homosexuelle Menschen vorgegangen wurde. Diese Methoden „waren nicht zimperlich und verraten viel über die dahinter stehenden Menschenbilder der behandelnden Ärzte und Therapeuten."[118] Konkret sind hier vor allem autoritär-mahnende ärztliche Gespräche, die Vermittlung von Verhaltensregeln, aber auch medikamentöse Behandlung der begleitenden Depressionen, ferner Hormon„therapien", operative Eingriffe an den Geschlechtsorganen oder im Gehirn[119] zu nennen.

Neben diesen medizinischen Ansätzen waren jedoch auch psychotherapeutische Methoden im Kampf gegen Homosexualität üblich und sogar weit verbreitet, hier ist vor allem die Methode der aversiven Stimuli in der behavioristisch-kognitiven Therapie zu nennen. Damit hat nicht nur die Psychiatrie „menschenverachtende Methoden"[120] in ihrer Geschichte, sondern auch die Verhaltenstherapie und auch die Psychoanalyse muss sich „den Vorwurf ausgeprägter Homophobie gefallen lassen, jedenfalls was ihre Theorien und ihr Wirken in der Vergangenheit anbelangt."[121] Solche die Homosexualität pathologisierende Sichtweisen hatten während langer Zeit zur Folge, das Ziel von Beratungen und Behandlungen „in der Veränderung der sexuellen Orientierung zu sehen und den ‚Kranken' den Weg zur ‚reifen' Heterosexualität zu eröffnen."[122]

Auch gibt es heute immer noch – meist religiös motivierte – Versuche, homosexuelle Menschen zu heterosexuellen Menschen umzufunktionieren. Der dafür manchmal verwendete Begriff „Heilung" ist nicht korrekt, da Homosexualität ja weder eine Störung noch eine Krankheit ist. Einige AnhängerInnen solcher Ansätze behaupten, aus homosexuellen Menschen heterosexuelle Menschen machen zu können.

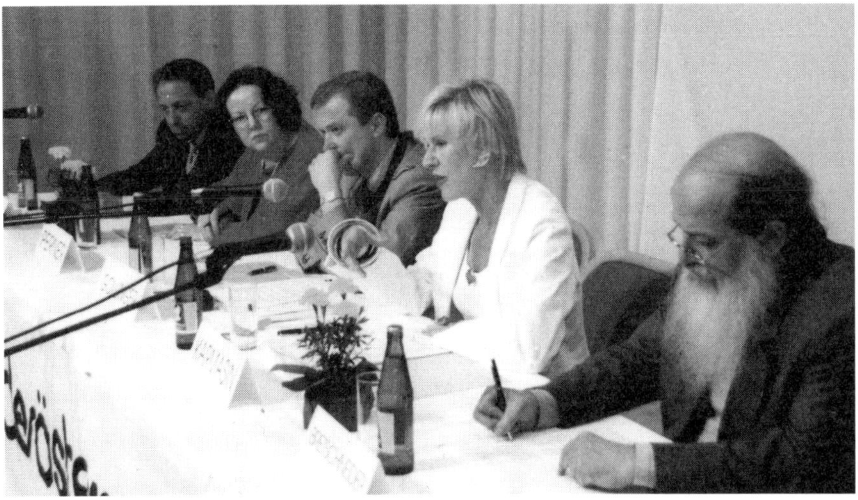

2000, Festveranstaltung 20 Jahre Club Niederösterreich in Leobendorf, am Podium zu Zukunftsfragen v. l. n. r. Ronald Barazon, Rotraud, Moderator Norbert Gollinger, Helene Karmasin, Rudolf Bretschneider

Dies ist jedoch nicht möglich. Einige andere versuchen, homosexuelle Menschen dazu zu motivieren, ihre Sexualität vollständig zu unterdrücken.[123]

Auch für Freud war klar, dass homosexuelles Verhalten durch bestimmte Therapieformen unterschiedlich lange eingeschränkt werden kann, und manche homosexuellen Menschen, die „ausreichend motiviert sind, sich zur Heterosexualität ‚bekehren', (diese) können mehr oder weniger lange ein heterosexuelles Verhalten zeigen. (…) Die Wirksamkeit all dieser Behandlungsmethoden hängt davon ab, daß (…) ‚die Befriedigung verdorben' wird. Dabei kommt es beim Patienten schließlich zur Untergrabung des Selbstwertgefühls, indem ihm der Eindruck vermittelt wird, seine sexuelle Orientierung sei für den Therapeuten nicht annehmbar, solange er auf seiner Homosexualität bestehe."[124] Auch Freud war zu dem Schluss gekommen, dass „im Allgemeinen, das Unternehmen, einen vollentwickelten Homosexuellen in einen Heterosexuellen zu verwandeln, nicht viel aussichtsreicher (ist) als das umgekehrte, nur daß man dies letztere aus guten praktischen Gründen niemals versucht."[125]

Und selbst „dezidierte Verfechter der Ansicht, die lesbischen und schwulen Orientierungen seien krankhafte Zustände und bedürften einer sie verändernden Therapie, räumen den von ihnen propagierten Änderungsversuchen nur geringe Chancen ein."[126]

Die Unwirksamkeit dieser Versuche ist jedoch nicht das Besorgniserregende, vielmehr sind sie massiv abzulehnen, weil sie sich ganz massiv negativ auf die homosexuellen KlientInnen, denen sie angetan werden, auswirken:

> „Meine klinischen Nachfolgeuntersuchungen von vielen Homosexuellen, die von anderen Therapeuten behandelt worden waren, zeigten mir, daß

die Versuche, die homosexuelle Orientierung in eine heterosexuelle zu verwandeln, ernste Störungen im emotionalen und sozialen Bereich zur Folge haben können"[127],

so Freud, und Isay spricht hier von einem großen Ausmaß von Depression, das von Therapeuten verursacht werden kann, die ihren Patienten keine positive Einstellung zu ihrer Homosexualität vermitteln können.

Das heißt, eine Umwandlung von homosexuellen Menschen in heterosexuelle ist nicht möglich, sondern führt höchstens zu einer „mit viel persönlichem Leid erkauften vordergründigen Anpassung an einen heterosexuellen Lebensstil"[128] mit „verheerenden Langzeitwirkungen bei den betreffenden Menschen, aber auch bei ihrem näheren Umfeld."[129]

Die erforderliche Haltung von BeraterInnen

Aber selbst dann, wenn KlientInnen es mit BeraterInnen allgemein oder mit PsychotherapeutInnen im Besonderen zu tun haben, die sie nicht „umpolen" wollen,

> „können Lesben, Schwule und Bisexuelle dennoch eine Beratung oder Behandlung bei einer psychiatrischen oder psychologischen Fachperson als ‚doppelte' Belastung erleben, indem sie sich nicht nur mit alltäglichen Vorurteilen einer psychiatrischen oder psychologischen Beratung gegenüber auseinandersetzen müssen, sondern in der Regel nicht wissen, wie die Fachperson mit dem Thema der gleichgeschlechtlichen Orientierung umgeht. Dies kann u.a. auch zu einer hohen Therapieabbruchrate führen."[130]

Für manche KlientInnen ist daher die sexuelle Orientierung ihrer BeraterInnen wichtig – ein Thema, das ich hier nicht weiter vertiefen möchte, sondern ich möchte vielmehr auf die Haltung von BeraterInnen, ungeachtet ihrer eigenen sexuellen Orientierung, ihren KlientInnen gegenüber zu sprechen kommen.

Die Wirksamkeit von Beratung und Psychotherapie hängt stark mit schulenübergreifenden, wenig spezifischen Faktoren zusammen, etwa mit positiver „Wertschätzung, Akzeptanz, Förderung einer ‚arglosen Atmosphäre' und Empathie, (dabei scheinen) die Grundhaltung des Therapeuten und seine spezifischen Persönlichkeitsmerkmale eine weitaus größere Rolle zu spielen (…) als technisch-methodische Parameter. Es ist die Beziehung, die heilt, soweit sind sich die meisten Psychotherapieforscher einig."[131] Helmut De Waal formuliert es so:

> „Nach meiner Überzeugung und auch Erfahrung sind aber Respekt, Unvoreingenommenheit und klare Konzeption unabdingbare Voraussetzungen und manchmal auch schon hinreichende Leitideen für jede Intervention."[132]

Als einen von vier Grundaspekten der psychotherapeutischen und beraterischen Arbeit nennt Wiesendanger[133] die akzeptierende Haltung homosexuellen KlientInnen gegenüber:

> „Das bedingungslose Akzeptieren von Homo- und Bisexualität als eine der Heterosexualität gleichwertige Variante der sexuellen Orientierung, die nichts mit den Kategorien Gesundheit und Krankheit zu tun hat, ist die zentrale Voraussetzung in der Arbeit mit schwulen und bisexuellen Klienten",[134]

so Wiesendanger, der hier unmittelbar an Freud anschließt, der gemeint hatte:

> „Homosexuellen Männern, die psychotherapeutische Hilfe suchen, möchte ich raten, einen Therapeuten auszuwählen, der sie für fähig hält, als Homosexuelle befriedigende und liebevolle Beziehungen einzugehen, wenn sie ihre eigene Homophobie und andere Aspekte ihrer Entwicklung, die zu ihrem geringen Selbstwertgefühl beigetragen haben, verstehen und entwirren lernen."[135]

Bedingungsloses Akzeptieren bedeutet dabei „weit mehr, als ein ‚politisch korrektes' und im Modetrend liegendes Bekenntnis abzugeben, Schwule und Bisexuelle seien ‚ja auch Menschen wie du und ich'. Vielmehr muß die Fachperson ohne Wenn und Aber Homo-, Bisexualität und Heterosexualität als gleichwertig empfinden, um von bedingungsloser Akzeptanz sprechen zu können."[136]

Es geht also darum, sich als Person und seine Einstellung als BeraterIn ehrlich zu hinterfragen und zu überprüfen und wenn die Gleichwertigkeit „keine Selbstverständlichkeit ist, dann ist die Psychotherapie oder Beratung gleichgeschlechtlich empfindender Menschen anderen Professionellen zu überlassen, die nicht nur kognitiv, sondern auch emotional der Homosexualität gegenüber eine offene und unbedingt akzeptierende Haltung einnehmen."[137]

Das bedingungslose Akzeptieren geht dann Hand in Hand mit zwei weiteren Grundaspekten, nämlich dem einfühlenden Verstehen (Empathie) der Lebensentwürfe homosexueller KlientInnen und einer kongruenten Beziehung zwischen PsychotherapeutIn/BeraterIn und dem gleichgeschlechtlich Empfindenden. Natürlich sind die Lebenserfahrungen von BeraterInnen ebenso subjektiv wie die der KlientInnen, und sich einfühlen zu können erfordert natürlich ein intensives „Mitgehen" im Sinne einer suchenden Haltung[138]. Dabei darf es aber nicht passieren, „daß die Fachperson – etwa kraft ihres ‚Wissens' und schon gar nicht kraft ihrer Macht! – ihre Lebenswelt als objektiver als diejenige des Gegenübers einschätzt und damit, im harmloseren Fall, über gewisse Gegebenheiten im Erleben des Klienten in der irrigen Annahme einfach hinweggeht, es handle sich ‚um dasselbe' wie im eigenen Erleben."[139] Im ungünstigeren Fall führt dies zur Unmöglichkeit der empathischen Teilnahme und somit „zu schweren Verletzungen, welche durch die Hierarchie zwischen Therapeut und Klient noch zusätzlich akzentuiert werden."[140]

Jacqueline Frossards Studie[141] mit 31 lesbischen ehemaligen Psychotherapie-Klientinnen und deren 15 TherapeutInnen kommt zu dem Ergebnis, dass „grundsätzlich für lesbische Frauen dieselben Voraussetzungen für das Gelingen einer Therapie (gelten) wie für andere Klientinnen auch. Der Offenheit und Akzeptanz von Therapeutinnen und Therapeuten der lesbischen Lebensform gegenüber kommt aber eine spezielle und zentrale Bedeutung zu."[142] Dies ist durchaus als Herausforderung für BeraterInnen anzusehen, denn „da wir alle, auch Psychotherapeutinnen und -therapeuten, in einer heterosexistischen Gesellschaft aufgewachsen sind und wir negative Bilder, die uns in der Kindheit über Lesben, Schwule und Bisexuelle vermittelt wurden, bewußt oder unbewußt internalisiert haben, ist auch der offenste Therapeut und die offenste Therapeutin wohl nicht frei von unbewußter Voreingenommenheit der Homo- oder Bisexualität gegenüber."[143] Klientinnen berichteten denn auch von „ausgeklügelten Tests", mit denen sie versuchten, die Einstellung der TherapeutInnen der Homosexualität gegenüber herauszufinden. Aber auch die befragten TherapeutInnen gaben an, sich von ihren lesbischen Klientinnen beobachtet und getestet gefühlt zu haben, und zwar meist „während der ersten Stunden und vor allem in dem Moment, als die Klientin sagte, sie sei lesbisch."[144]

Von besonders großer Bedeutung scheint mir hier auch die in der Therapie verwendete Sprache zu sein, denn die Haltung von TherapeutInnen „bezüglich der Geschlechterrollen wirkt sich auf die Art und Weise aus, wie wir mit unseren Klientinnen kommunizieren"[145] und „ein äußeres Zeichen von Allparteilichkeit in der systemischen Therapie ist die geschlechtergerechte Sprache. Dies erfordert Bereitschaft, sich mit dem eigenen Sprachgebrauch zu beschäftigen."[146] Lesben wünschen sich, so die Ergebnisse von Frossards Studie, „in erster Linie eine Therapeutin oder einen Therapeuten, die oder der offen, tolerant, nicht wertend und unvoreingenommen ist und der Homosexualität nicht pathologisierend oder anderweitig ablehnend gegenübersteht. Der Wunsch nach Kompetenz in Bezug auf die Thematik bzw. die Forderung, das therapierende Gegenüber möge sich mit der Thematik auseinandergesetzt haben, folgt erst an zweiter Stelle."[147]

Das heißt, Wissenslücken werden von KlientInnen durchaus akzeptiert, wenn TherapeutInnen offen sind und die Lesben bzw. Schwulen als ExpertInnen ihrer Lebensweisen akzeptieren. Besonders geschätzt wird es aber, wenn sich TherapeutInnen bereits in der Thematik auskennen. Klientinnen „sind gerne bereit, Wissensdefizite auszubessern, sie wollen aber keine Weiterbildung anbieten, sondern erwarten zu Recht, daß Psychotherapeutinnen und -therapeuten auch zu diesem Thema ihrer Fortbildungspflicht nachkommen."[148] Frossards Untersuchung zeigt deutlich auf, dass weniger das spezifische Wissen von TherapeutInnen über lesbische Lebenszusammenhänge, als vielmehr vor allem die Grundeinstellung der TherapeutInnen der Homosexualität gegenüber den Ausschlag für eine tragfähige Beziehung zwischen KlientInnen und BeraterInnen gibt.

Abschließend lässt sich sagen, dass PsychotherapeutInnen und BeraterInnen, die ihre KlientInnen nicht als Homosexuelle annehmen können, die frühen Vorstellungen verstärken werden, die sich in der selbsterniedrigenden Haltung der KlientInnen widerspiegeln, die jetzt ihren Fähigkeiten, positive Beziehungen und Erlebnisse zu erfahren, im Wege stehen. BeraterInnen und PsychotherapeutInnen müssen vielmehr eine positive Anerkennung ihrer KlientInnen zeigen, wenn sie eine Atmosphäre der Sicherheit schaffen wollen, in der KlientInnen ihre eigenen

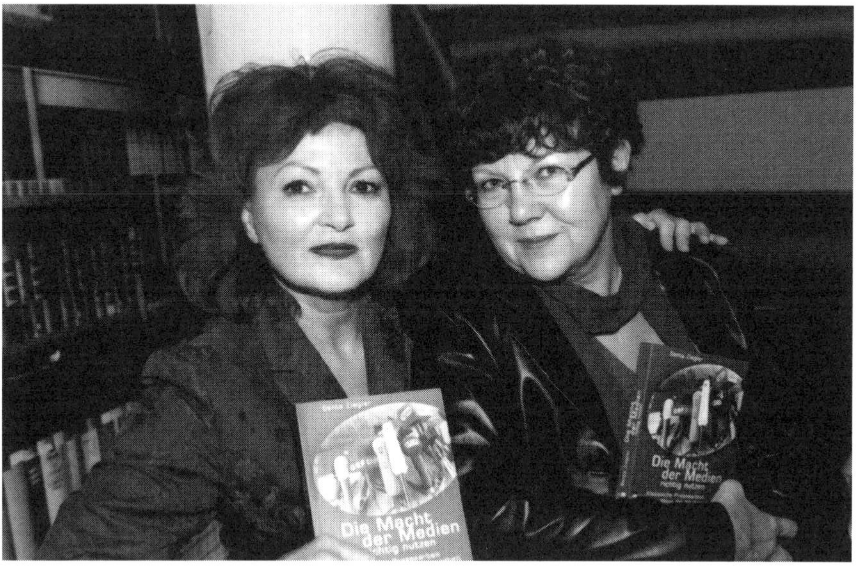

2000, Senta Ziegler und Rotraud

negativen Selbstbilder „projizieren, beobachten, verstehen und auflösen"[149] können. Diese „therapeutische Haltung wurde bisweilen als ‚positiv schwul' bezeichnet, andere nannten sie ‚affirmativ schwul'. Diese Begriffe sind vor allem dann hilfreich, wenn man damit betonen will, daß die traditionellen therapeutischen Vorgehensweisen ‚negativ schwul' sind."[150]

Spezifische Themen in der Beratung und Therapie von homosexuellen KlientInnen

Von besonderer Bedeutung ist hier zweifelsohne der Coming-out-Prozess. Coming-out ist die Abkürzung für *to come out of the closet* und meint den Prozess, in dem sich Lesben oder Schwule über ihre sexuelle Orientierung klar werden, diese annehmen und anderen Menschen mitteilen. Dies erfolgt meist zuerst gegenüber FreundInnen, Bekannten und der Familie und geht einher mit zunehmender Selbstakzeptanz. Das Coming-out fällt vielen Lesben und Schwulen nicht leicht, sie haben große Angst vor Ablehnung und Zurückweisung und in Einzelfällen ist diese Angst durchaus berechtigt. In den allermeisten Fällen reagieren FreundInnen, Bekannte und Verwandte jedoch deutlich positiver als befürchtet. Das Coming-out findet heute meist zwischen dem 14. und dem 17. Lebensjahr statt.[151]

Der Coming-out-Prozess umfasst auf der einen Seite einen „innerpsychischen Vorgang, nämlich das Gewahrwerden und die schließliche Gewißheit, lesbisch, schwul oder bisexuell und nicht heterosexuell zu sein, und auf der anderen Seite eine soziale Dimension, bei der es um den Weg geht, sich entsprechend der sexuellen Orientierung zunehmend auch in der Öffentlichkeit zu zeigen und einen eigenen Lebensstil zu finden."[152] Wann man wem gegenüber die eigene Homosexualität bekannt macht, sollte man sich gut überlegen. Den richtigen Zeitpunkt dafür kann man nur selbst bestimmen, verschiedene Beratungsstellen oder Coming-out-Gruppen können im Zuge dieser Überlegungen aber wertvolle Hilfestellungen geben, ebenso wie eine qualifizierte Beratung hier wertvolle Unterstützung bieten kann. Das Coming-out ist ein selbstbestimmter Akt, niemals darf jemand zu einem Coming-out gedrängt oder gar gezwungen werden. Coming-out ist daher nicht mit Outing zu verwechseln: Als Outing bezeichnet man die „Bekanntmachung der Homosexualität von jemand anderem, meist gegen den Willen dieser Person. Jemanden zu outen erfüllt in Österreich den juristischen Tatbestand der Ehrenbeleidigung – unabhängig davon, ob diese Behauptung wahr ist oder nicht."[153]

Für Jugendliche ist die Definition der eigenen Identität ein zentrales Lebensthema. Die Frage der sexuellen Identität spielt dabei eine besonders wichtige Rolle: Welche Gefühle habe ich? Wer bin ich als geschlechtliches Wesen? Wie will und wie soll ich sein? Wie nehme ich mich selbst wahr? Wie will ich von anderen wahrgenommen werden?[154] In einer Lebensphase, in der sich die sexuelle Identität gerade erst herausbildet, ist es allerdings auch nicht unproblematisch, von lesbischen und schwulen Jugendlichen zu sprechen, „denn es suggeriert, dass sich diese selbst bereits als solche verstehen oder gar definieren. Insofern wäre die Formulierung ‚Jugendliche, die (auch) gleichgeschlechtliche Gefühle empfinden' inhaltlich am genauesten."[155]

Unabhängig davon, ob man das Coming-out nun als Jugendlicher oder bereits Erwachsener durchlebt, wird dieses heute in drei Phasen eingeteilt, nämlich in die Prä-Coming-out-Phase, das eigentliche Coming-out und die Integrationsphase. Das Prä-Coming-out beginnt mit der Geburt und dauert bis zum bewussten Wahrnehmen des „Anders"-Seins. Lesben und Schwule erkennen ihre Homosexualität meist schon sehr früh, früher, als sie diese benennen können, und meist erleben sie sich schon sehr früh als „anders". „Die meisten erwachsenen Homosexuellen berichten, (...) daß sie etwa ab vier Jahren das Gefühl hatten, ‚anders' zu sein als Gleichaltrige (...). Sie erlebten sich seit frühen Kindheitsjahren als Außenseiter."[156] Dies wird verstärkt durch das Fehlen von gleichgeschlechtlichen Rollenmodels und modellhaften Lebensentwürfen.

> „Spezifisch für die Kindheit von homosexuellen Jungen gilt jedoch, daß sich die Väter in den frühen Lebensjahren des Sohnes oft als Reaktion auf dessen Homosexualität von ihm distanziert oder gar feindselig verhalten haben."[157]

So verhalten sich schwule und lesbische Jugendliche oft weniger geschlechtsstereotyp als heterosexuelle Gleichaltrige. In unserer Gesellschaft sind jedoch männliche und weibliche Verhaltensweisen und Rollen auf allen Entwicklungsstufen starr definiert. Konformität wird gesellschaftlich gefordert und belohnt, hingegen wird „atypisches, vor allem geschlechtsuntypisches Verhalten mit Geringschätzung betrachtet und gewöhnlich mit Erniedrigung und Verspottung bestraft. Homosexuelle Knaben im Alter von vier bis sechs Jahren, vor allem diejenigen, die in ihrem Verhalten von als typisch männlich geltenden Normen abweichen, entwickeln das Gefühl, Außenseiter"[158] zu sein. Kinder von Eltern, die an starre Stereotypen und traditionelle Geschlechtsrollen gebunden sind, entwickeln hier bereits leicht das Gefühl der Heimatlosigkeit und der Fremdheit[159]. Eltern hingegen, die Offenheit für unkonventionelle geschlechtsspezifische Verhaltenseisen haben und die selbst gut mit ihren eigenen Bedürfnissen nach Zuwendung und Abgrenzung umgehen können, gehen meist unbefangener mit dem „Anders"-Sein ihrer Kinder um, und ihre Kinder können sich dann selbst so erleben, wie sie sind, wie sie empfinden und sich auch dementsprechend sozial definieren. Eine positive Eltern-Kind-Beziehung wird dies jedoch nicht als ein „‚Fehlen' eines sozial wichtigen Merkmals oder gar als ein ‚Versagen' in der geschlechtsspezifischen Sozialisation (... mit den entsprechenden Schuldgefühlen bei Eltern und Kind ansehen), sondern als ein gleichwertiges Anders-Sein."[160] Auch Suizid(versuch) ist in diesem Zusammenhang ein wichtiges Thema, etwa dann, wenn der „Klient seine unerwünschte, vielleicht noch ganz uneingestandene Homo- bzw. Bisexualität als dermaßen identitätsbedrohend erlebt, daß er keinen Ausweg aus der darunterliegenden internalisierten Homophobie sieht, als sich das Leben zu nehmen"[161]. In der Beratung in dieser Phase gilt es, „schwule und bisexuelle Klienten überhaupt als solche zu erkennen"[162], was hohes Einfühlungsvermögen erfordert, weil die KlientInnen keinen Hinweis geben oder, je nach Abwehrgrad, sogar explizit verneinen, homosexuell zu sein. Diese abgewehrte Homosexualität ist erkennbar etwa an[163] diffuser Unzufriedenheit, Rastlosigkeit oder Lethargie, depressiven Episoden, Angststörungen, Phobien, Zwängen, psychosomatischen Reaktionen oder gar als psychotisches Erleben. Das „therapeutische bzw. beraterische Vorgehen im Prä-Coming-out kann durchaus aktiver und direktiver als üblich sein. Das betrifft einerseits das angemessene Ansprechen des Themas Homo- bzw. Bisexualität überhaupt, andererseits auch die Arbeit, die geleistet wird, um Schwule und Bisexuelle zu motivieren, andere Gleichempfindende kennenzulernen."[164] Dies führt gewöhnlich zu einer Homosozialisation, d.h. zu „Freundschaften mit anderen Homosexuellen und zu einem mehr oder weniger intensiven Engagement in dem sozialen Netzwerk der Homosexuellen."[165] Dies ist ein wichtiger und unterstützungswürdiger Vorgang. Hilfreich ist es etwa, KlientInnen in dieser Phase auf Kulturveranstaltungen hinzuweisen, Informationen über Angebote der Lesben- bzw. Schwulen-Community zu geben oder auch Literatur zu empfehlen. Auch der Hinweis auf geeignete Selbsthilfegruppen wie etwa Coming-out-Gruppen wird von KlientInnen als hilfreich erlebt.

In der zweiten Phase findet nun das eigentliche Coming-out statt. Der homosexuelle Mensch erlangt für sich die Gewissheit, nicht heterosexuell zu sein und sich zu gleichgeschlechtlichen PartnerInnen hingezogen zu fühlen. Dies ist in der Regel verbunden mit Ungewissheit, Zweifel, Unsicherheit und der Frage, wem gegenüber man sich öffnen möchte, kann und auch soll. Diese Überlegungen sollen unbedingt in die therapeutische Arbeit mit einbezogen werden, was einen ganz gravierenden Unterschied zur Arbeit mit heterosexuellen KlientInnen darstellt, die in der heterosexistischen Gesellschaft, die also Heterosexualität als einzige Möglichkeit a priori jedem Menschen unterstellt, kein Coming-out haben müssen. Der erste wichtige Schritt in der Phase des eigentlichen Coming-out ist das Gespräch über die eigene gleichgeschlechtliche Orientierung mit einer nahestehenden Person, der man vertraut. Das sind bei Jugendlichen meist FreundInnen, aber auch LehrerInnen oder BetreuerInnen kommen dafür in Frage. Gerade bei diesen ersten, oft sehr zaghaften Schritten sind homosexuelle Menschen „besonders verletzbar, und es kann die weitere positive Entwicklung erheblich blockieren, wenn sie bei einem solchen Gespräch Ablehnung und Entwertung erfahren."[166] Die bereits beschriebene nötige wertschätzende und akzeptierende Haltung ist auch hier ganz besonders wichtig.

In der letzten Phase des Coming-out schließlich sind in Beziehungen körperlich-sexuelle und emotionale Aspekte gleichermaßen von Bedeutung, nur sexuelle Begegnungen werden ebenso wenig gesucht wie es nähevermeidende Schwärmereien gibt. Vielmehr kommt es zur ganzheitlichen, personalen Beziehung, die sowohl körperliche wie auch gleichermaßen seelische Aspekte umfasst und dadurch, „daß die Partnerinnen bzw. Partner sich nun auch in der Öffentlichkeit als Paar präsentieren, eine andere soziale Realität enthält als die früheren, in der Regel nicht nach außen sichtbar gewordenen Beziehungen."[167] Gleich wie bei heterosexuellen Menschen ist der hier stattfindende Prozess des Ausbalancierens von bisher erlebten Erfahrungen von Nähe und Distanz und die Erarbeitung eines ausgewogenen Verhältnisses von Selbstabgrenzung und Hingabe sowie die erst zu erlernende Gestaltung des Prozesses des Zusammenlebens. In der Beziehung werden neben der sexuellen Begegnung auch gegenseitige Unterstützung, Fürsorge, Gemeinschaft, Teilen von Freud und Leid, also die Herausforderung, gemeinsamen Alltag gemeinsam mit Höhen und Tiefen zu meistern, wichtig.

Dennoch stehen Lesben und Schwule, im Gegensatz zu Heterosexuellen, vor noch zusätzlichen Herausforderungen, denn ihre sexuelle Orientierung und damit auch ihre Beziehungsgestaltung sind in unserer Gesellschaft diskriminiert. Der Begriff der Homophobie sei hier genannt, also die Ablehnung der Homosexualität in weiten Teilen der Bevölkerung und die damit verbundenen Benachteiligungen und Diskriminierungen, deren Widerspiegelung im rechtlichen Bereich ich zuvor bereits angesprochen habe. So bedeutet es für Lesben und Schwule immer auch ein Risiko, als Paar aufzutreten. Irritierte Blicke, abschätzige Witze, Benachteiligungen, Beschimpfungen bis hin zu Gewalt gegen Lesben und Schwule stehen auf der Tagesordnung und in jeder Lebenssituation wägen sie daher ab, ob sie sich zu erkennen geben oder nicht. Das reicht vom Begrüßungskuss in der Pizzeria über die Frage, ob die/der gleichgeschlechtliche PartnerIn tatsächlich mit zur Firmenweihnachtsfeier genommen werden sollte, bis hin zur Befürchtung, im Krankenhaus schlechter behandelt zu werden, wenn die gleichgeschlechtliche Orientierung bekannt würde. Diese Belastungen belasten selbstverständlich auch die Partnerschaften. Während heterosexuelle Partnerschaften gesellschaftlich akzeptiert und vielfältig stabilisiert werden (z.B. durch Familie, Kirche, Staat, Ehe, ...), werden gleichgeschlechtliche Partnerschaften massiv destabilisiert und homosexuelle Paare sind so permanent Belastungen ausgesetzt, die heterosexuelle Paare in dieser Art und Intensität nicht erleben. Homosexuelle Menschen nehmen den Alltag durch ihre spezifische Entwicklung „‚etwas anders' wahr als Heterosexuelle" und

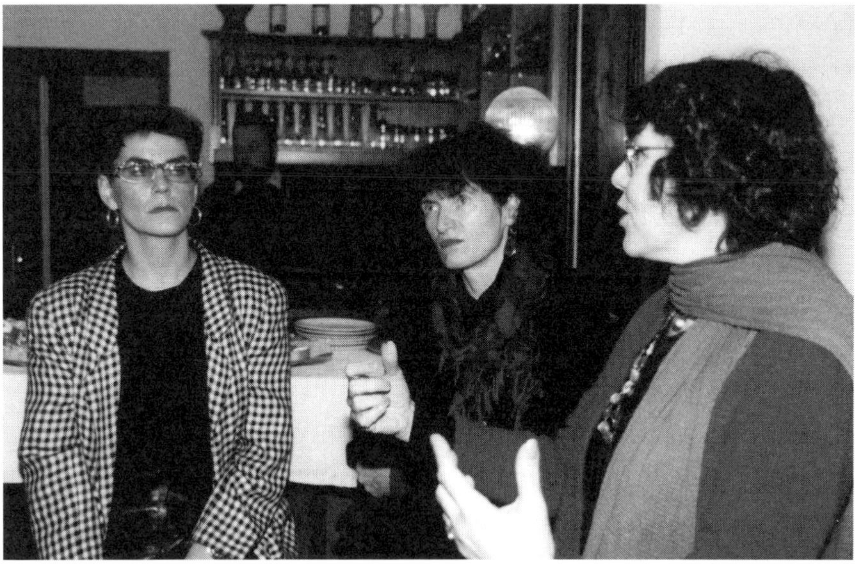

2002, Buchpräsentation „Menschenjagd. Vom Recht auf Strafverfolgung" im Wiener Kriminalmuseum, v.l. Sabine Perthold, Renate Bertelmann, Rotraud

es gilt zu erkennen, „daß dies nichts mit ‚gesund' oder ‚krank' bzw. ‚richtig' oder ‚falsch' zu tun hat."[168] Es ist vielmehr vergleichbar dem unterschiedlichen Erleben von Frauen und Männern, Schwarzen und Weißen.

Für berufsbegleitende Beratungsprozesse, seien diese nun Supervision oder Coaching genannt, ist der Coming-out-Prozess ebenfalls relevant. Der Arbeitsbereich hat für homosexuelle Menschen die gleichen vielfältigen Bedeutungen wie für heterosexuelle Menschen auch, „Beschäftigung und Beruf sind Bereiche, die für die Gewährleistung gleicher Chancen für alle und für eine volle Teilhabe der Bürger am wirtschaftlichen, kulturellen und sozialen Leben sowie für die individuelle Entfaltung von entscheidender Bedeutung sind."[169] Zu diesen mannigfaltigen Bedeutungen kommen jedoch noch einige spezifische hinzu. Die Beibehaltung des Arbeitsplatzes ist für Lesben und Schwule gerade in der Phase des Coming-out besonders wichtig. Diese Phase ist nämlich gekennzeichnet von Veränderung und Neuorientierung und „oft muss hart daran gearbeitet werden, dass und bis das Alte losgelassen werden kann."[170] Diese Veränderungen können unterschiedlichster Art sein, sie können bisherige Lebenskonzeptionen oder auch persönliche Kontakte betreffen. Bindungen, die uns Menschen Kraft und Sicherheit vermitteln, „sind Voraussetzung dafür, dass wir uns anderen zuwenden und mitteilen können. Sie ermöglichen es uns, die innigsten Momente unseres Lebens mit anderen Menschen zu teilen."[171] Dementsprechend wichtig ist es, dass nicht gleichzeitig zu viele Bindungen in zu vielen Lebensbereichen brechen. Lesben und Schwule, die im Zuge ihres Coming-out oft mit ihrem bisherigen Leben und ihren bisherigen Freundschaften oder auch Herkunftsfamilien brechen, sei es aus eigener Entscheidung oder aus der bitteren Erkenntnis heraus, in diesen Beziehungen nicht umfassend akzeptiert zu werden, verlieren dadurch oft auch Beziehungen zu ihnen wichtigen Orten und Menschen. Es ist dann schwierig zu entscheiden, welche Bindungen man lösen und an welchen man festhalten möchte, welche für den kommenden Lebensabschnitt noch passen und welche nicht, denn „einerseits sind Bindungen für Menschen überlebenswichtig. Andererseits ist auch das Loslassenkönnen von Bindungen, die sich als unpassend herausstellen, denen wir entwachsen sind und die deshalb als beengend, schmerzhaft oder schädlich erfahren werden, ein wichtiger Schritt in Richtung Gesundung und Befreiung für die weitere Lebensgestaltung.“[172] Umso wichtiger kann die Bindung an das bisherige Berufsleben sein, an vertraute ArbeitskollegInnen, Orte, Umfelder und Themen. Sichere Bindungen „sind die Grundlage einer positiven Lebenseinstellung. Erfahrungen von Angenommensein und von Verstandenwerden vermitteln innere Sicherheit und das Vertrauen, die Probleme des Lebens bewältigen zu können.“[173] Diese Sicherheit und dieses Vertrauen geht vielen Lesben und Schwulen in diesen schwierigen Lebenssituationen nur allzu leicht verloren. Gerade aber in diesen werden Bindungen am deutlichsten spürbar. In Lebenskrisen nämlich „ist es wichtig, dass vertraute Personen erreichbar sind, die Trost und Beistand spenden. Es macht einen großen Unterschied, ob man sich in Krisen angenommen, verbunden und von anderen wertgeschätzt fühlt und dadurch Unterstützung erfährt oder sich allein gelassen erlebt. Stabilität und Sicherheit bestehender Bindungen geben psychische Stärke und Rückhalt. Krisensituationen können dadurch leichter bewältigt werden.“[174] Es ist also ein zentrales Thema in der Beratung von Lesben und Schwulen, deren Bindungen und eventuelle Wünsche nach Veränderungen oder Beendigungen von Bindungen zu thematisieren und verantwortungsvoll zu begleiten. Gerade wenn es in der Familie oder im Freundeskreis zu Ablehnung kommt, kann der Arbeitsbereich für Lesben und Schwule zu einer wichtigen Ressource der psychischen Stärke und des Rückhaltes werden. Hier ist Feinfühligkeit wichtig, denn „das feinfühlige Angenommenwerden in den Phasen der Übergänge zwischen Bindungen, in denen wir alle sehr verletzbar sind, scheint eine der Lösungen für eine positive Bewältigung bei Bindungsabbrüchen, Trennungen und Neuorientierungen zu sein.“[175]

In der Phase des Coming-out erfolgt meist bedingt durch massive Verunsicherung und hohen Leidensdruck eine verstärkte Beschäftigung mit sich selbst, der eigenen Gedanken- und Gefühlswelt, dem eigenen Alltag und der Gestaltung der verschiedenen sozialen Beziehungen und Interaktionen. In dieser schwierigen und zeitlich nur schwer fassbaren Zeit kann es zwar durchaus zur Flucht in die Arbeit kommen, sehr oft jedoch verschieben sich die Interessen hin zu Privatem und Persönlichem, hin zu persönlicher Weiterentwicklung. Voraussetzung dafür ist es, sich über eigene Gefühle, Wünsche, Ängste und Empfindungen klar zu werden. Hier sticht eine Parallele zum Supervisions- und Coachingprozess als solchem ins Auge, denn zu Beginn des Beratungsprozesses ist es „das Ziel des Beraters (...) zu verstehen, wie das System funktioniert (und nicht), ‚das Problem‘ zu identifizieren und in Richtung einer Lösung zu arbeiten.“[176] Diese Beschäftigung mit sich selbst kann eine Belastung für das Berufsleben darstellen, für das vielleicht plötzlich weniger Zeit, weniger Gedanken und weniger allgemeine Lebensenergie zur Verfügung steht. Auch dies sollte wohl Thema von Supervision bzw. Coaching sein. Am Arbeitsplatz selbst können all diese Umstände zu Veränderungen führen. Das System Arbeitsumfeld wird diese Veränderungen wohl nicht per se als Entwicklungschance ansehen, sondern sie zuerst verleugnen und danach die Veränderungen vielleicht als Störung des bisherigen Betriebes ablehnen, es wird versucht, sie auszugleichen und auch zu bekämpfen. Hier besteht die Gefahr schnell verhärtender Fronten, von Diskriminierung und Mobbing, und es birgt reichlich Potential für teaminterne Konflikte. Hier ist Supervision und Coaching gefordert, denn unser supervisorischer „Arbeitsvertrag legt fest, daß alle Aspekte der Arbeit des Teams Gegenstand der Supervision sein sollen. Schwierigkeiten in der direkten Interaktion mit Klienten, kooperationsbezogene teaminterne und institutionell-organisatorische teamübergreifende Probleme, soweit sie für die unmittelbare Arbeit von Relevanz sind, sollten uns beschäftigen."[177] Sexuelle Orientierung, gesellschaftliche Ablehnung, Heterosexismus und Homophobie sind so naheliegende Themen im supervisorischen Beratungsprozess – oder sollten es zumindest sein!

Resümee

Ich habe nun also einige Spezifika in der Beratung von homosexuellen KlientInnen erörtert, die Ansichten über Homosexualität in den vergangenen Jahrhunderten angerissen, die Pathologisierung und Entpathologisierung der Homosexualität nachgezeichnet und das moderne Verständnis von Homosexualität dargelegt.

Weiters musste gezeigt werden, dass Beratung und Psychotherapie zwar viel Gutes geleistet haben, um Homosexuelle als gesunde und gleichwertige KlientInnen anzunehmen, dass dies aber immer noch nicht ein absolut allgemein gültiger Konsens ist, sondern vereinzelt immer noch Fachleute glauben, Homosexuelle seien krank und bräuchten daher „Heilung".

Ein Schwerpunkt lag auf der Haltung, die BeraterInnen für die Arbeit mit homosexuellen KlientInnen benötigen und schließlich wurde das Coming-out als wohl die wichtigste Besonderheit im Erleben von homosexuellen KlientInnen im Gegensatz zu dem von heterosexuellen dargestellt sowie beleuchtet, welche Fragestellungen sich in welcher Phase des Coming-out für die beraterische Arbeit und für supervisorische Beratungsprozesse stellen.

Natürlich ist das Thema damit keineswegs erschöpfend abgehandelt, gerade auch Homophobie, Heterosexismus und die daraus resultierende Verinnerlichung von Homophobie wären es wert, detaillierter beleuchtet zu werden. Wenn aber nun ein wenig Sensibilisierung für spezifische Lebenssituationen von Lesben und Schwulen und deren Relevanz für professionelle Beratungsprozesse angeregt werden konnte, dann ist schon viel erreicht.

Anmerkungen

1 Rauchfleisch: Forschung. In: Rauchfleisch/Frossard/Roth/Waser/Wiesendanger 2002, 224.
2 Rauchfleisch: Forschung. In: Rauchfleisch/Frossard/Roth/Waser/Wiesendanger, 2002, 223.
3 Ebenda.
4 Rauchfleisch et al.: Einleitung. In: Rauchfleisch/Frossard/Roth/Waser/Wiesendanger, 2002, 9.
5 Wiesendanger: Grundlagen der Psychotherapie und Beratung bei schwulen und bisexuellen Männern. In: Rauchfleisch/Frossard/Roth/Waser/Wiesendanger 2002, 104.
6 Waser: Allgemeine Gesichtspunkte. In: Rauchfleisch/Frossard/Roth/Waser/Wiesendanger 2002, 178.
7 Isay 1990, 20.
8 Wiesendanger 2002b, 104.
9 Rauchfleisch et al. 2002, 9.
10 Freud 1974, 132.
11 Rauchfleisch 2002d, 223.
12 Rauchfleisch: Historischer Abriß. In: Rauchfleisch/Frossard/Roth/Waser/Wiesendanger 2002, 15.
13 Ebenda, 15.
14 Grossmann 1988, 35.
15 Hössli. zit. n. Haeberle/Gindorf (Hg.) 1994, 4.
16 Den Begriff „Urning" leitet er von einer Textstelle in Platons Schrift „Symposion" ab, wo eine „uranische Aphrodite" vorkommt, die ohne weibliche Beteiligung zur Welt kam.
17 Diesen Begriff leitet er von Platons „dionischer Aphrodite" (Tochter des Zeus und der Dione) ab.
18 Krafft-Ebing 1886.
19 Ebenda, 61.
20 Forel 1906, 260.
21 Kraeplin 1915, 1945.
22 Kraeplin 1915, 1948.
23 Ebenda, 1952.
24 Ebenda, 1961.
25 Vgl. For/Beach 1951, 143.
26 Ebenda.
27 Rauchfleisch 2002a, 18.
28 Freud 1905.
29 Rauchfleisch 2002a, 20.
30 Freud 1905, 56 f.
31 Ebenda, 50.
32 Zit. n. Rauchfleisch 2002a, 21.
33 Freud 1960, 495.
34 Vgl. Kocher 1996.
35 Gissrau: Sigmund Freud über weibliche Homosexualität. In: Lautmann 1993, 168.
36 Vgl. Socarides 1971. Siegel 1992.
37 Isay 1990, 12.
38 Socarides 1971, 22.
39 Socarides: The New York Tímes, 17.12.1963, 33.
40 Bieber, zit. n. Isay 1990, 11 f.
41 Isay 1990, 12.
42 Ebenda.
43 Ebenda, 16.
44 Kinsey/Pomeroy./Martin/Gebhard 1964. Kinsey/Pomeroy/Martin/Gebhard 1963.
45 Rauchfleisch 2002a, 19.
46 Haeberle/Gindorf 1994, 17.
47 Rauchfleisch 2002a, 19.
48 Isay 1990, 19.
49 Vgl. Hutter 1992.

50 Schmigalla 1989, 77.
51 Rauchfleisch 2002a, 26.
52 GLBT steht für „Gay, Lesbian, Bisexual and Transgender".
53 Bunzl: Die Regenbogen-Parade als kulturelles Phänomen. In: Förster/Natter /Rieder (Hg.) 2001, 261.
54 G., Gloria: Queer Durch. Körperpolitik in Österreich am Beispiel Transgender: Von Lesbenknaben, phallischen Frauen, Genderbenders, ÜberläuferInnen des Geschlechts. In: Förster/Natter/Rieder (Hg.) 2001, 279.
55 Bunzl: In: Förster/Natter /Rieder (Hg.) 2001, 262.
56 Ebenda, 264.
57 Isay 1990, 20.
58 Hooker: The Adjustment of the Male Overt Homosexual. In: Journal of Projective Techniques 21, 1957, 18.
59 Isay 1990, 20.
60 Rauchfleisch 2002a, 36.
61 Dannecker 1977. Zit. n. Kraushaar 1994, 33.
62 Risse 1998, 19.
63 Grossmann 1988, 20 f.
64 Ebenda, 21.
65 Rauchfleisch 2002a, 36.
66 Schwarz/Wilhelm. In: Stadt Wien – Presse- und Informationsdienst, MA 53 (Hg.) 1999, 2.
67 Gagnon/Simon 1973.
68 Waser 2002a, 177.
69 Isay 1990, 20.
70 Morgenthaler 1984. Zit. n. Kraushaar 1994, 34.
71 Isay 1990, 31.
72 Rauchfleisch 2002a, 29.
73 Vgl. Haeberle 1983, 223 ff., Grossmann 1988, 32 ff., For/Beach 1971.
74 Vgl. Gagnon 1977. Katchadourian/Lunde 1980. Tiefer 1981.
75 Raab 1989, 50.
76 Haeberle 1983, 239.
77 Raab 1989, 50.
78 Schellenbaum 1991, 12.
79 Kinsey et al. 1965.
80 Haeberle 1983, 238.
81 Kinsey. Zit. n. Haeberle 1983, 238.
82 Schellenbaum 1991, 12.
83 Ebenda, 12.
84 Kinsey 1965, 600 f.
85 Ebenda.
86 Pschyrembel (Hg.) 1990, 716.
87 Haeberle 1983, 240.
88 Wilhelm: Die Wiener Antidiskriminierungsstelle für gleichgeschlechtliche Lebensweisen. In: Tagungssekretariat (Trotsenburg van, Michael) (Hg.) 1999, 74.
89 Hauer: Homosexuelle im Faschismus. In: Lambda-Nachrichten 1/1984.
90 Wahl: „Dame wünscht Freundin zwecks Kino und Theater". Verfolgung gleichgeschlechtlich liebender Frauen im Wien der Nazizeit. In: Förster/Natter/Rieder 2001, 182.
91 Rosenberg, Völkischer Beobachter, 2.8.1930.
92 Hauer: Homosexuelle im Faschismus. In: Hauer/Schmutzer (Hg.) 1996, 111.
93 Himmler, Rede vor SS-Funktionären in Bad Tölz am 17.2.1937.
94 Sulzenbacher: Keine Opfer Hitlers. Die Verfolgung von Lesben und Schwulen in der NS-Zeit und ihre Legitimität in der Zweiten Republik. In: Förster/Natter/Rieder 2001, 209.
95 Ebenda.
96 Ebenda.
97 Hauer et al. 1996, 112.
98 Klare 1937.

99 Hauer et al. 1996, 118.
100 Lautmann/Grikschat/Schmidt: Der rosa Winkel in den nationalsozialistischen Konzentrationslagern. In: Lautmann (Hg.) 1977, 347 ff.
101 Hauer et al. 1996, 120.
102 Grossmann 1988, 122.
103 Vgl. Ackermann: Koreferat auf dem 39. Deutschen Juristentag (Abt. C: Grundfragen der Bereinigung des Strafgesetzbuches). In: Verhandlungen des 39. Deutschen Juristentages 1951. 1951. Jäger/Schorsch (Hg.) 1987.
104 Grossmann 1988, 123.
105 Vgl. Stümke/Finkler 1981.
106 Eine frühe Ausnahme stellte und stellt hier die Gedenktafel für die homosexuellen Opfer des „Dritten Reiches" am U-Bahnhof Nollendorfplatz in Berlin-Schöneberg dar. Diese Tafel, sie hat die Form eines Rosa Winkels, trägt die Gravur: „Totgeschlagen – Totgeschwiegen (...)". Die Homosexuelle Initiative Wien (HOSI) hat auch eine Gedenktafel für die homosexuellen Opfer des „Dritten Reiches" im ehemaligen KZ Mauthausen angebracht. In der Stadt Amsterdam bilden drei in unterschiedlichen Stadtteilen angebrachte Dreiecke die Spitzen eines großen „Rosa Winkel"-Mahnmals und im Jahr 2006 beschloss die Stadt Wien, ein eigenes Mahnmal für die homosexuellen NS-Opfer auf dem Wiener Morzinplatz zu errichten.
107 Vgl. Graupner 1991.
108 Vgl. Graupner 1996.
109 Högl. In: HOSI Wien weist auf Menschenrechtsverletzungen hin: Presseaussendung der HOSI vom 28.7.2000, 7/2000.
110 Vgl. Konrad 1986. Risse 1998. Grib1996.
111 Einen detaillierten Überblick vermittelt z.B.: International Lesbian and Gay Association (ILGA)-Europa (Hg.) 1998.
112 Haeberle 1983, 497.
113 Wiesendanger: Wo liegt das Problem? Heterosexismus, Homophobie und internalisierte Homophobie. In: Rauchfleisch/Frossard/Roth/Waser/Wiesendanger 2002, 65.
114 Frossard: Grundlagen der Psychotherapie und Beratung bei lesbischen und bisexuellen Frauen. In: Rauchfleisch/Frossard/Roth/Waser/Wiesendanger 2002, 77.
115 Ebenda.
116 Wiesendanger 2002b, 105.
117 Ebenda.
118 Wiesendanger 2005, 104.
119 Ein Überblick über die unterschiedlichen Maßnahmen findet sich u.a. bei: Wottreng 1999. Wiesendanger 2001.
120 Wiesendanger 2005, 105.
121 Ebenda.
122 Rauchfleisch 2002a, 24.
123 Gualdi/Martelli/Wilhelm/Biedron/Graglia/Pietrantoni 2008, 11.
124 Freud 1905, 121.
125 Freud 1920, Bd. 13, 276.
126 Rauchfleisch 2002a, 24.
127 Freud 1905, 122.
128 Rauchfleisch 2002a, 24.
129 Rauchfleisch 2002d, 224.
130 Waser 2002a, 178.
131 Geißler: Mögliche Schnittstellen zwischen Mediation und Psychotherapie – Überlegungen. In: Geißler/Rückert (Hg.) 2000, 53.
132 De Waal: Über das Begehren: Anmerkungen zur menschlichen Sexualität. In: Systemische Notizen Nr. 2/08, 2008, 43.
133 Wiesendanger 2002b, 104 ff.
134 Ebenda.
135 Freud 1905, 136.
136 Wiesendanger 2002b, 105.

137 Ebenda, 106.
138 Vgl. Rogers 1961.
139 Wiesendanger 2002b, 106.
140 Ebenda.
141 Frossard 2000.
142 Frossard 2002, 102.
143 Frossard 2002, 88.
144 Ebenda.
145 Grubner: Brauchen wir Simone de Beauvoir im 21. Jahrhundert? *Oder* Geschlechtergerechtigkeit in der Psychotherapie – ein Diskussionsimpuls. In: Systemische Notizen Nr. 2/08, 2008, 4.
146 Ebenda, 5.
147 Frossard 2002, 73.
148 Frossard 2002, 73.
149 Isay 1990, 131 f.
150 Ebenda.
151 Biechele 2001.
152 Rauchfleisch: Coming-out, ein lebenslanger Prozeß. In: Rauchfleisch/Frossard/Roth/Waser/Wiesendanger 2002, 38.
153 Gualdi et al. 2008, 12.
154 Vgl. Wilhelm: Homosexualität in Unterricht und Schule. In: Xtra! Nr. 09/2005, 25.
155 Belling/Timmermanns/Wilhelm et al. 2004, 12.
156 Isay 1990, 32.
157 Ebenda, 42 f.
158 Ebenda, 39.
159 Wiesendanger 2001.
160 Rauchfleisch 2002b, 39.
161 Wiesendanger 2002b, 112.
162 Ebenda.
163 Ebenda.
164 Ebenda, 116.
165 Isay 1990, 70.
166 Rauchfleisch 2002b, 42.
167 Ebenda, 46.
168 Wiesendanger 2002b, 120.
169 Richtlinie 2000/78/EG, 16.
170 Mehta/Rückert: Bindungen – verlässliche Partner durchs Leben!. In: Mehta/Rückert (Hg.) 2002, 10.
171 Mehta/Rückert 2002, 10.
172 Mehta/Rückert 2002, 11.
173 Mehta/Rückert 2002, 11.
174 Mehta/Rückert 2002, 12.
175 Mehta/Rückert 2002, 12 f.
176 Borwick: Systemische Beratung von Organisationen. In: Fatzer (Hg.) 2003, 367.
177 Buchinger 1998, 118.

Literatur

Aigner, Josef Christian: Liebe und so weiter … Jugendsexualität zwischen Bindungssehnsucht, Geschlechterkampf und Vermarktungsdruck. In: Systemische Notizen Nr. 2/08, Juli 2008.

Bagley, D./Trembley, P: Suicidal behaviours in homosexual and bisexual males. In: Crisis, No. 18, 1997.

Barmeyer, Christoph I: Interkulturelles Coaching. In: Rauen, Christopher (Hg.) (2002): Handbuch Coaching. Göttingen, Bern, Toronto, Seattle.
Belling, Pascal/Timmermanns, Stefan/Wilhelm, Wolfgang et al. (2004): Mit Vielfalt umgehen. Sexuelle Orientierung und Diversity in Erziehung und Beratung. Düsseldorf.
Biechele, U.: Die Lebenssituation schwuler Jugendlicher. Hannover: Niedersächsisches Ministerium für Frauen, Arbeit und Soziales (2001).
Borwick, Irving: Systemische Beratung von Organisationen. In: Fatzer, Gerhard (Hg.) (2003): Supervision und Beratung. Ein Handbuch. Bergisch Gladbach.
Buchinger, Kurt (1998): Supervision in Organisationen. Den Wandel begleiten. Heidelberg.
Bunzl, Matti: Die Regenbogen-Parade als kulturelles Phänomen. In: Förster, Wolfgang / Natter, Tobias G. / Rieder, Ines (Hg.) (2001): Der andere Blick. Lesbischwules Leben in Österreich. Eine Kulturgeschichte. Wien.
De Waal, Helmut: Über das Begehren: Anmerkungen zur menschlichen Sexualität. In: Systemische Notizen Nr. 2/08, Juli 2008.
Dehner, Ulrich: Leitfaden für das erste Coaching-Gespräch. In: Rauen, Christopher (Hg.) (2002): Handbuch Coaching. Göttingen, Bern, Toronto, Seattle.
Eck, Claus D.: Elemente einer Rahmentheorie der Beratung und Supervision anthropologischer und lebensweltlicher Referenzrahmen. In: Fatzer, Gerhard (Hg.) (2003): Supervision und Beratung. Ein Handbuch. Bergisch Gladbach.
Fatzer, Gerhard (Hg.) (2003): Supervision und Beratung. Ein Handbuch. Bergisch Gladbach.
Fischer, Doris (1995): Homosexualität im Dritten Reich: Diskriminierung und Verfolgung. Wien, Diplomarbeit.
For, Clellan/Beach, Frank (1951): Patterns of Sexual Behavior. New York.
Forel, August (1906): Die sexuelle Frage. München.
Freud, Sigmund (1905): Drei Abhandlungen zur Sexualtheorie. In: Freud, Sigmund (1974): Gesammelte Werke, Bd. 5. Frankfurt/M.
Freud, Sigmund (1920): Über die Psychogenese eines Falles von weiblicher Homosexualität. GW, Bd. 13.
Freud, Sigmund: Letter to an American mother (Original in Englisch) vom 9. April 1935. In: Freud, Sigmund (1960): Briefe 1873 – 1939. Frankfurt.
Frossard, Jacqueline (2000): Lesbische Frauen in der Psychotherapie. Dissertation, Basel.
Frossard, Jacqueline: Grundlagen der Psychotherapie und Beratung bei lesbischen und bisexuellen Frauen. In: Rauchfleisch, Udo/Frossard, Jacqueline/ Roth, Wolfgang/Waser, Gottfried/Wiesendanger, Kurt 2002): Gleich und doch anders. Psychotherapie und Beratung von Lesben, Schwulen, Bisexuellen und ihren Angehörigen. Stuttgart.
G., Gloria: Queer Durch. Körperpolitik in Österreich am Beispiel Transgender: Von Lesbenknaben, phallischen Frauen, Genderbenders, ÜberläuferInnen des Geschlechts. In: Förster, Wolfgang / Natter, Tobias G. / Rieder, Ines (Hg.) (2001): Der andere Blick. Lesbischwules Leben in Österreich. Eine Kulturgeschichte. Wien.

Gagnon, John/Simon, William (1973): Sexuel conduct. The social sources of human sexuality. Chicago.
Geißler, Peter: Mögliche Schnittstellen zwischen Mediation und Psychotherapie – Überlegungen. In: Geißler, Peter / Rückert, Klaus (Hg.) (2000): Mediation – die neue Streitkultur. Kooperatives Konfliktmanagement in der Praxis. Gießen.
Gissrau, Barbara: Sigmund Freud über weibliche Homosexualität. In: Lautmann, Rüdiger (1993): Homosexualität. Handbuch der Theorie- und Forschungsgeschichte. Frankfurt a.M.
Graupner, Helmut (1991): Homosexualität und Strafrecht in Österreich: Eine Übersicht. Wien.
Graupner, Helmut (1996): Sexualität, Jugendschutz und Menschenrechte. Über das Recht von Kindern und Jugendlichen auf sexuelle Selbstbestimmung. Dissertation, Frankfurt/M.
Grossmann, Thomas (1988): Eine Liebe wie jede andere: Mit homosexuellen Jugendliche leben und umgehen. Reinbeck b. Hamburg.
Grubner, Angelika: Brauchen wir Simone de Beauvoir im 21. Jahrhundert? *Oder* Geschlechtergerechtigkeit in der Psychotherapie – ein Diskussionsimpuls. In: Systemische Notizen Nr. 2/08.
Gualdi, Miles/Martelli, Matteo/Wilhelm, Wolfgang/Biedron, Robert (2008): Bullying im Klassenzimmer. Wie Du es bekämpfen kannst. Bologna.
Gualdi, Miles/Martelli, Matteo/Wilhelm, Wolfgang/Biedron, Robert/Graglia, Margherita/Pietrantoni, Luca (2008): Bullying in der Schule. Ein Leitfaden für LehrerInnen und Schulpersonal. Bologna.
Haeberle, Erwin J. (1983): Die Sexualität des Menschen. Handbuch und Atlas. Berlin, New York.
Haeberle, Erwin J./Gindorf, R. (Hg.) (1994): Bisexualitäten. Ideologie und Praxis des Sexualkontaktes mit beiden Geschlechtern. Stuttgart.
Haller, Birgitt / Auer, Katrin (2004): Die Situation von Lesben, Schwulen und transgender/transsexuellen Personen am Arbeitsplatz. Wien.
Hauer, Gudrun: Homosexuelle im Faschismus. Lambda-Nachrichten 1/1984.
Hauer, Gudrun: Homosexuelle im Faschismus. Hauer, Gudrun/Schmutzer, Dieter (Hg.) (1996): Das Lambda-Lesebuch. Journalismus andersrum. Wien.
Hooker, Evelyn: The Adjustment of the Male Overt Homosexual. Journal of Projective Techniques 21 (1957).
HOSI Wien (2000): HOSI Wien weist auf Menschenrechtsverletzungen hin. Presseaussendung der HOSI vom 28.7.2000. Wien.
Hutter, Jörg (1992): Die gesellschaftliche Kontrolle des homosexuellen Begehrens: Medizinische Definitionen und juristische Sanktionen im 19. Jahrhundert. Dissertation, Frankfurt/M.
International Lesbian and Gay Association (ILGA)-Europa (Hg.) (1998): Gleichstellung von Lesben und Schwulen: Eine relevante Frage im zivilen und sozialen Dialog. Brüssel.
Isay, Richard A. (1990): Schwul sein. Die psychologische Entwicklung des Homosexuellen. München.

Kinsey, Alfred C./Pomeroy, W.B./Martin, E.C./Gebhard, P.H. (1964): Das sexuelle Verhalten des Mannes. Berlin-Frankfurt a.M.

Kinsey, Alfred C./Pomeroy, W.B./Martin, E.C./Gebhard, P.H. (1963): Das sexuelle Verhalten der Frau. Berlin-Frankfurt a.M.

Kraeplin, Emil (1915): Psychiatrie. Lehrbuch für Studierende und Ärzte. Leipzig.

Krafft-Ebing, Richard von (1886): Psychopathia Sexualis. Stuttgart.

Kraushaar, Elmar (1994): Schwule Listen. Namen, Daten und Geschichten. Reinbek b. Hamburg.

Lautmann, Rüdiger/Grikschat, W./Schmidt, E.: Der rosa Winkel in den nationalsozialistischen Konzentrationslagern. Lautmann, Rüdiger (Hg.) (1977): Gesellschaft und Homosexuelität. Frankfurt/M.

Lipkin, Arthur: Gay and Lesbian Policy and Topics as Part of School Diversity. Vortrag auf der Konferenz „Mit Vielfalt umgehen" der Wiener Antidiskriminierungsstelle für gleichgeschlechtliche Lebensweisen am PI-Wien am 13.10.2005.

Mehta, Gerda/Rückert, Klaus: Bindungen – verlässliche Partner durchs Leben! Mehta, Gerda/Rückert, Klaus (Hg.) (2002): Bindungen, Brüche, Übergänge: Beziehungen und ihre Veränderungen in unterschiedlichen Lebensphasen. Wien.

Nycum, B. XY-survival guide. Everything you need to know about being young and gay. San Francisco: xy press, 2000.

Pullega, Emanuele/Gualdi, Miles/Martelli, Matte /Wilhelm, Wolfgang (2008): Bullying bekämpfen. Eine Anleitung für Anti-Bullying-Workshops in der Schule. Bologna.

Raab, Wolfgang (1989): Sexualfibel. Stuttgart, New York.

Rat der Europäischen Union: Richtlinie 2000/78/EG des Rates vom 27.11.2000 zur Festlegung eines allgemeinen Rahmens für die Verwirklichung der Gleichbehandlung in Beschäftigung und Beruf. Veröffentlicht im Amtsblatt der Europäischen Gemeinschaften L 303 vom 2.12.2000.

Rauchfleisch, Udo/Frossard, Jacqueline/Roth, Wolfgang/Waser, Gottfried/Wiesendanger, Kurt: Einleitung. Rauchfleisch, Udo/Frossard, Jacqueline/Roth, Wolfgang/Waser, Gottfried/Wiesendanger, Kurt (2002): Gleich und doch anders. Psychotherapie und Beratung von Lesben, Schwulen, Bisexuellen und ihren Angehörigen. Stuttgart.

Rauchfleisch, Udo: Historischer Abriß. Rauchfleisch, Udo/Frossard, Jacqueline/Roth, Wolfgang/Waser, Gottfried/Wiesendanger, Kurt: Einleitung. Rauchfleisch, Udo/Frossard, Jacqueline/Roth, Wolfgang/Waser, Gottfried/Wiesendanger, Kurt (= Rauchfleisch 2002a): Gleich und doch anders. Psychotherapie und Beratung von Lesben, Schwulen, Bisexuellen und ihren Angehörigen. Stuttgart.

Rauchfleisch, Udo: Coming-out, ein lebenslanger Prozeß. Rauchfleisch, Udo/Frossard, Jacqueline/Roth, Wolfgang/Waser, Gottfried/Wiesendanger, Kurt (= Rauchfleisch 2002b): Gleich und doch anders. Psychotherapie und Beratung von Lesben, Schwulen, Bisexuellen und ihren Angehörigen. Stuttgart.

Rauchfleisch, Udo: Krisenintervention. Rauchfleisch, Udo/Frossard, Jacqueline/Roth, Wolfgang/Waser, Gottfried/Wiesendanger, Kurt (= Rauchfleisch 2002c):

Gleich und doch anders. Psychotherapie und Beratung von Lesben, Schwulen, Bisexuellen und ihren Angehörigen. Stuttgart.

Rauchfleisch, Udo: Forschung. Rauchfleisch, Udo/Frossard, Jacqueline/Roth, Wolfgang/Waser, Gottfried/Wiesendanger, Kurt (= Rauchfleisch 2002d): Gleich und doch anders. Psychotherapie und Beratung von Lesben, Schwulen, Bisexuellen und ihren Angehörigen. Stuttgart.

Rauen, Christopher (Hg.) (2002): Handbuch Coaching. Göttingen, Bern, Toronto, Seattle.

Remafedi, G./French, S./Story, M./Resnick, M.D./Blum, R.: The relationship between suicide risk and sexual orientation. Results of a population-based study. American Journal of Public Health (1998), No. 88.

Risse, Jörg (1998): Der verfassungsrechtliche Schutz der Homosexualität. Baden-Baden.

Rogers, Carl R. (1961): On becoming a person. Boston.

Schellenbaum, Peter (1991): Homosexualität im Mann: Eine tiefenspychologische Studie. München.

Schmigalla, Hans (1989): Psychosoziale Aspekte der Homosexualität. Jena.

Schwarz, Angela/Wilhelm, Wolfgang. Stadt Wien, Presse- und Informationsdienst, MA 53 (Hg.) (1999): Wiener Antidiskriminierungsstelle für gleichgeschlechtliche Lebensweisen. Wien, XII/99 – Amtliche Mitteilung.

Socarides, Charles W. (1971): Der offen Homosexuelle. Frankfurt a.M.

Sulzenbacher, Hannes: Keine Opfer Hitlers. Die Verfolgung von Lesben und Schwulen in der NS-Zeit und ihre Legitimität in der Zweiten Republik. Förster, Wolfgang/Natter; Tobias G./Rieder, Ines (2001): Der andere Blick. Lesbischwules Leben in Österreich. Eine Kulturgeschichte. Wien.

Stümke, Hans-Georg/Finkler, Rudi (1981): Rosa Winkel, Rosa Listen: Homosexuelle und ‚Gesundes Volksempfinden' von Auschwitz bis heute. Reinbek.

Wahl, Niko: ‚Dame wünscht Freundin zwecks Kino und Theater'. Verfolgung gleichgeschlechtlich liebender Frauen im Wien der Nazizeit. Förster, Wolfgang/Natter; Tobias G./Rieder, Ines (2001): Der andere Blick. Lesbischwules Leben in Österreich. Eine Kulturgeschichte. Wien.

Waser, Grottfried: Allgemeine Gesichtspunkte. Rauchfleisch, Udo/Frossard, Jacqueline/Roth, Wolfgang/Waser, Gottfried/Wiesendanger, Kurt (= Waser 2002a): Gleich und doch anders. Psychotherapie und Beratung von Lesben, Schwulen, Bisexuellen und ihren Angehörigen. Stuttgart.

Waser, Gottfried: Sexuelle Orientierung und erhöhtes Suizidrisiko? Rauchfleisch, Udo/Frossard, Jacqueline/Roth, Wolfgang/Waser, Gottfried/Wiesendanger, Kurt (= Waser 2002b): Gleich und doch anders. Psychotherapie und Beratung von Lesben, Schwulen, Bisexuellen und ihren Angehörigen. Stuttgart.

Waser, Gottfried: Psychosoziale Belastungen im Zusammenhang mit HIV und AIDS. Rauchfleisch, Udo/Frossard, Jacqueline/Roth, Wolfgang/Waser, Gottfried/Wiesendanger, Kurt (= Waser 2002c): Gleich und doch anders. Psychotherapie und Beratung von Lesben, Schwulen, Bisexuellen und ihren Angehörigen. Stuttgart.

Weigand, Wolfgang: Die Analyse des Auftrags in der Teamsupervision und Organisationsberatung. Fatzer, Gerhard (Hg.) (2003): Supervision und Beratung. Ein Handbuch. Bergisch Gladbach.

WHO. International Statistical Classification of Diseases and Related Health Problems. 10th Revision. (ICD 10).

Wiener Landtag. Gesetz zur Bekämpfung von Diskriminierung, LGBl. Nr. 35/2004, ausgegeben am 8.9.2004.

Wiesendanger, Kurt (2001): Schwule und Lesben in der Psychotherapie, Seelsorge und Beratung. Göttingen.

Wiesendanger, Kurt: Wo liegt das Problem? Heterosexismus, Homophobie und internalisierte Homophobie. Rauchfleisch, Udo/Frossard, Jacqueline/Roth, Wolfgang/Waser, Gottfried/Wiesendanger, Kurt (= Wiesendanger 2002a): Gleich und doch anders. Psychotherapie und Beratung von Lesben, Schwulen, Bisexuellen und ihren Angehörigen. Stuttgart.

Wiesendanger, Kurt: Grundlagen der Psychotherapie und Beratung bei schwulen und bisexuellen Männern. Rauchfleisch, Udo/Frossard, Jacqueline/Roth, Wolfgang/Waser, Gottfried/Wiesendanger, Kurt (= Wiesendanger 2002b): Gleich und doch anders. Psychotherapie und Beratung von Lesben, Schwulen, Bisexuellen und ihren Angehörigen. Stuttgart.

Wiesendanger, Kurt (2005): Vertieftes Coming-out. Schwules Selbstbewusstsein jenseits von Hedonismus und Depression. Göttingen.

Wilhelm, Wolfgang: Auch eine starke Minderheit braucht Schutz! Zur Frage der Diskriminierung von Lesben, Schwulen und Transgenderpersonen und der notwendigen Antidiskriminierungsmaßnahmen. stimme von und für Minderheiten, Nr. 37, IV 2000.

Wilhelm, Wolfgang: Die Regenbogenfahne als ‚Schande'. Auf dem Weg zu einem Antidiskriminierungsgesetz? Förster, Wolfgang/Natter, Tobias G./Rieder, Ines (Hg.) (2001): Der andere Blick. Lesbischwules Leben in Österreich. Eine Kulturgeschichte. Wien.

Wilhelm, Wolfgang/Schwarz, Angela/Dobias, Stefan (2008): Dein Recht im Alltag. Ein Leitfaden. Wien.

Wilhelm, Wolfgang: Homosexualität in Unterricht und Schule. Xtra! Nr. 09/2005. Wien.

Wilhelm, Wolfgang (2007): Coaching Gender. Supervision und Coaching auf dem Weg zwischen den Geschlechtern. Saarbrücken.

Wilhelm, Wolfgang: Der Rosa Platz. Wien erhält ein neues Mahnmal zum Gedenken an oft vergessene NS-Opfer. Invertito. Jahrbuch für die Geschichte der Homosexualitäten (2007), 9. Jhg., Hamburg.

Wilhelm. Wolfgang: Soll und kann die Psychotherapie spezifische Hilfe für homosexuelle Menschen anbieten? Diplomarbeit. ARGE Bildungsmanagement Wien (2008).

Wilhelm, Wolfgang: Volksschulkinder treffen Prinzenpaar. Xtra! Nr. 01/2008.

Wilhelm, Wolfgang: Vielfalt statt Vorurteile. THEARTE (Hg.) (2008): König & König. Programmheft. Wien.

Notizen von Othmar E. Hill

Ich glaube, es war unser gemeinsamer Mentor, Prof. Frederick Mayer, der uns Anfang der 80er Jahre zusammen brachte. Damals hatte sie sich schon einen Namen gemacht durch ihre sexualtherapeutische Beratungsarbeit. Wir hatten seltene, aber sehr persönliche und immer freundschaftliche Begegnungen. Ich schätzte ihre helle Präsenz, die Leidenschaft mit der sie ihre Anliegen vertrat, die Offenheit und den Witz in Gesprächen und besonders ihre Begeisterungsfähigkeit fürs „Menscheln".

Sie hatte es nicht leicht, aus der Ecke der Sexualberaterin heraus sich in Richtung Coaching zu positionieren. Dies ist ihr – nicht zuletzt durch ihre umfangreiche Publikationsarbeit – und die akademische Ehre durch Professur und Paracelsus-Ring bravourös gelungen.

Ich erinnere mich einer kleinen Episode: Hinter meinem Arbeitsplatz hängt seit zwei Jahrzehnten ein riesiges Bild von Walter Berger mit dem Titel „unbearbeiteter Traum von Dr. Freud". Es zeigt ein überdimensionales Portrait des seligen Sigmund in schaurigem Rot, den Blick gerichtet auf eine vor ihm sitzende Nackte. Sie dreht sich von ihm weg und blickt dennoch neugierig in den starren Analytiker-Blick. Mir symbolisiert es die Ambivalenz, die unsere Klienten gegenüber der eigenen Psyche und damit auch der Psychologie insgesamt an den Tag legen. Der fatale Irrtum, dass wir mit dem Unbewussten kokettieren oder verhandeln könnten, lässt uns in fälschlicher Weise hoffen, ohne Therapie therapeutisch vielleicht doch etwas bei uns selbst bewirken zu können.

Rotraud war von dem Bild sofort fasziniert, fragte nach und ließ es für das Titelbild eines ihrer Bücher fotografieren. Ich freue mich über diese kleine gemeinsame Verbindung. Immer wenn ich ihre weisen Kommentare und Analysen in den Medien mitverfolge, die getragen sind von so viel Einfühlungsvermögen, muss ich an unsere kollegiale-warmherzige Verbundenheit denken.

Prof. Erwin Ringel wurde auch von Prof. Mayer beraten, und er besaß die Gabe, komplizierte psychiatrische Inhalte einfach verständlich zu machen. Durch seine laute Ausdrucksweise aber auch durch die doch sehr kritische Haltung zur „österr. Seele" polarisierte er stark. Mir scheint, dass Frau Prof. Perner seine Nachfolge angetreten hat: eine weibliche, ebenfalls kritische, sexuelle Themen nicht aussparende, natürlich feministisch getaktete, eine „Volks-Aufklärerin" in psychohygienischer Mission. Wir können uns und ihr gratulieren, dass es sie gibt :-)

Rüdiger Dahlke

Die Archetypen des Alterns[1]

Der Autor Max Frisch hat in seinen Tagebüchern[2] eine ironische Psychologie des Alterns in Form eines Dreistufensystems entwickelt, in dem jeder leicht sein Stadium erkennen kann. Frisch unterscheidet Vor-Gezeichnete, Gezeichnete und Greise.

Zur ersten Kategorie schreibt er:

„Der Vor-Gezeichnete genießt es, wenn man ihn jünger schätzt, und sei's auch nur um ein Jahr, und er genießt es auch wieder nicht. Er ist nämlich trotzdem 40. Treibt er Sport (beispielsweise Skifahren), so ertappt sich der Vor-Gezeichnete dabei, dass er, wenn Junge zugegen sind, schneller fährt, als er eigentlich Lust hat."

„Er verrät sich zuweilen durch Taktlosigkeit; gegenüber Leuten, die um Jahrzehnte älter sind, betont der Vor-Gezeichnete, dass er nicht mehr der Jüngste sei – wogegen er bei Jungen gerne betont, was er schon Alles geleistet hat. Der Vor-Gezeichnete bringt immer die Altersfrage hinein."

„Er lässt es keinesfalls zu, dass man ihm den Mantel hält. Wo es bei einer gemütlichen Zusammenkunft einmal an Sesseln fehlt, gehört er zu jenen, die sich auf den Boden hocken. Er benutzt keinesfalls die Leiter ins Schwimmbecken, sondern springt. Wenn man Smoking tragen muss, zeigt er eine burschikose Haltung, Hände in den Hosentaschen. Beim Wandern mit Jüngeren trägt er den Rucksack usw. – zugleich macht er auf seine ersten weißen oder grauen Haare aufmerksam: als sei das Natürliche in seinem Falle eine Kuriosität ... Er kann Altherrenwitze nicht leiden. Das ist nicht neu. Nun fallen sie ihm bereits selber ein."

„Hat er einen schweren Unfall überstanden ..., so berichtet er wieder und wieder den genauen Hergang seines Beinahe-Todes; der Vor-Gezeichnete weiß: in einigen Jahren ist es nicht mehr dasselbe – unsere Chance einen tragischen Tod zu haben, ist befristet."

„Die jüngeren und jüngsten Zeitgenossen gelten zu lassen, wenn sie in seinem Fach auftreten, fällt dem Vor-Gezeichneten schwerer als Gezeichneten. Er ertappt sich dabei, dass er alles, was von Jüngeren kommt, als Mode bezeichnet – wobei dieser Begriff für ihn genau dort beginnt, wo er trotz versuchter Anpassung nicht mehr Schritt hält.

PS. Der Gezeichnete neigt wieder zum Gegenteil: er wittert in manchem, was nur Mode ist, sofort das Epoche-Machende und gefällt sich als Vorkämpfer."

„Der Gezeichnete erkennt sich daran, dass ihn niemand beneidet, auch wenn er Ansehen genießt oder Vermögen besitzt, also Möglichkeiten hat, die sie, die Jüngeren nicht haben; trotzdem möchte niemand mit ihm tauschen ... Der Gezeichnete beginnt Zeitgenossen immer weniger um ihre Leistung zu beneiden als um ihren Jahrgang: um ihren Vorrat an Zukunft.

Der Gezeichnete merkt es nicht, dass seine Anwesenheit die anderen hemmt; man reicht ihm die Hand, wenn er kommt, und es braucht kein verlorener Abend zu werden, nur wird es ein andrer Abend; es wirkt sich sofort aus, wenn ein Gezeichneter zugegen ist: irgendetwas ist anstrengend – er will keine Schonung und es geht nur mit Schonung ... Die sichtbare Änderung, die am meisten irritiert: wo er hinkommt durch Beruf oder der Geselligkeit halber, ist die Mehrzahl der Zeitgenossen jünger als er; nicht alle sind jünger als er, aber vor allem jene Zeitgenossen, die ihn interessieren."

„Der Gezeichnete beginnt Sätze zu bilden: Schließlich haben wir schon einmal erlebt, dass/ Auch unsereiner hat einmal/ Wenn Sie einmal erfahren haben, was es heißt/ Zu meiner Zeit[3]/ Zu unserer Zeit/ Heutzutage meint jeder/ In Ihrem Alter, wissen Sie, hätte ich mich geschämt/ Nach meiner Erfahrung gibt es nur eins/ Man muss den Jungen eine Chance geben/ usw."

„Der Gezeichnete erkennt sich an einer neuen Art von Langeweile. Hat er sich früher schon mal gelangweilt, so meistens in Folge dieser Umstände: in der Schule, im Büro, beim Militär usw. ... Eigentlich konnte er sich in jedem Augenblick (früher) eine Situation denken, wo er sich gar nicht langweilen würde. Was neu ist: es beginnt ihn auch in der Verwirklichung seiner Wünsche zu langweilen."

„Bringt jemand eine Zote, so lacht er mit knapper Verspätung, da er prüfen muss, ob sie ihn nicht trifft, dann lacht er um einen Grad zuviel, der ihn entlarvt."

„Der Gezeichnete erwacht immer öfter vor Tagesanbruch – zur Stunde der Hinrichtungen – er erwacht daran, dass er überhaupt nicht müde ist. Er wird Frühaufsteher – wozu?"

„Der Gezeichnete versteift sich jetzt auf Marotten, um sich als Persönlichkeit zu manifestieren wenigstens vor sich selbst; was seine Umwelt nicht überzeugt, tut er grad zum Trotz. (Spätes Stadium.) Alterseigensinn."

„Wie könnt Ihr, denkt er mit Vorwurf, tagelang so herumlungern! Das könnte der Gezeichnete nicht: nur dem Genuss nachgehen – dazu reicht die Genussfähigkeit nicht mehr."

Über die dritte und letzte Eskalationsstufe vor dem Tod schreibt Frisch:

„Der Greis als äußere Erscheinung ist bekannt. Er schlurft, die Fersen heben sich kaum noch vom Boden; er macht nur noch Schrittchen, als gehe er überall auf Glatteis; wenn er sich auf einen Sessel setzt, spreizt er die Beine, und es sieht etwas unanständig aus. Alle seine Bewegungen, die beiläufigen, wie die dringlichen, haben ein gleiches Tempo. Wenn er sein Bier getrunken hat, kann er's nicht lange halten. Wenn er nicht hört, was am Tisch ringsum gesprochen wird, so macht's ihm nichts aus. Wir müssen nicht nur lauter sprechen, damit er's versteht, sondern unsere Rede auch vereinfachen, und was er schließlich verstanden hat, bestätigt ihm bloß, dass er vorher nichts verpasst hat. Wenn er kaut, haben wir keine Lust auf die gleiche Speise ...

Wenn mehrere zusammensitzen, so denkt man an Lurche, sie haben nichts mit uns zu tun. Hilft man einem Greis auf der Straße oder der Treppe, so ist man verlegen; man berührt ungern seinen Körper. Wenn er schläft, sieht er wie ein Toter aus; er tut uns gerade dann nicht leid. Auf einer Bank im Park stört er nicht. Kennt man ihn von früher, so ist man ihm Gespräch mit ihm zerstreut; man sieht ihn nur von außen: die Adern seiner Hand, die wässrigen Augen, die Lippen."

In den subtilen Beobachtungen von Frisch wird deutlich, dass sich gerade bei uns, die wir es nicht mögen, das halbe Leben um das Alter dreht. Und am unangenehmsten: Das Elend beginnt lange vor dem wirklichen Alter. Doch nun zu den klassischen Archetypen des Alters in ihren erlösten und unerlösten Ausprägungen.

Der sicherlich bekannteste und allerbeliebteste Archetyp ist der **alte Weise** bzw. die **weise alte Frau**, die allerdings im Abendland eine recht untergeordnete Rolle spielen und sich nur höchst selten entwickeln. Sie wären aber auch bei uns Lebensziel vieler Menschen. Die Archetypen gelten übrigens jeweils für beide Geschlechter, auch wenn sie hier in ihrer typischen Geschlechtsrolle vorgestellt werden. Im Mandala zeichnet sich der Lebensweg zum alten Weisen ab. Es wäre jener Mensch, der, nachdem er seine Aufgabe am Hinweg bewältigt hat, sich bewusst aus der Polarität zurückzieht und seine Kräfte auf die Rückkehr zur Mitte konzentriert. Er löst sich zumindest innerlich von materiellem Besitz und allem Unwesentlichem und kümmert sich vielmehr um die Reise nach innen. Auf den Spuren von Sokrates mag er erkennen, dass er bei all seinem Wissen nichts weiß und dass Weisheit aus Einfachheit wächst. Sein Denken verlässt die Oberfläche und dringt in jene Tiefen vor, wo die Muster der Welt aus Urprinzipien gewoben sind und durch die Strukturen der Polarität Einheit scheint. Er weiß nicht nur intellektuell um die Dinge, sondern lebt aus den Erfahrungen seines inneren wahren Wesens, das jenseits der Polarität existiert und als Klarheit und Reinheit erfahren wird. Er wird nicht mehr in unserem Sinne handeln, denn er lebt in jener Geisteshaltung, die der Buddhist Upekha, Gleichmut, nennt. Wie die Sonne, die ihre Strahlen, auf Schönes und Hässliches strahlen lässt, kann der alte Weise alles anschauen, ohne es bewerten oder gar beurteilen zu müssen. Während er in sich ruht, blickt er wissend und wohlwollend auf die Welt und erlebt, dass alles in (der großen) Ordnung ist.

Hier vor allem liegt der Grund für unsere Schwierigkeiten mit diesem ersehnten Archetyp. Die westliche Wohlstandsgesellschaft hat enormes Wissen zusammengetragen und ist mit ihrer Physik bis an jene Grenzen vorgestoßen, wo sie dem Wissen alter Weisheitslehren begegnet. Aber sie hat es konsequent versäumt, Erfahrungsräume zu schaffen oder auch nur zu erhalten, in denen dieses Wissen erlebt und im eigenen Inneren lebendig erhalten werden kann. Der Osten hat uns hier eine Unzahl von praktischen Übungen, Meditationen und Exerzitien voraus, weshalb sich so viele westliche Menschen auf der Suche nach der Weisheit dem Osten zuwenden. Der alte Weise ist der auf einer neuen Ebene wieder zum Kind gewordene Mensch, der die Illusion der Zeit durchschaut und in der Einheit lebt.

Er hat die Mitte im Mandala erreicht und die Welt (der Polarität) verlassen, auch wenn er körperlich noch (s)eine Zeit in ihr verweilt.

Wo aber der Versuch, alt und weise zu werden, nur teilweise gelingt oder das Ziel frühzeitig aus den Augen verloren wird, entsteht viel häufiger die Karikatur des alten Weisen. Es ist der unklug gewordene, trottelige Alte, der „zerstreute Professor", der zwar Wissen angesammelt hat, jedoch ohne Weisheit ist und langsam, aber sicher Durchblick und Kontakt verliert, oder der chronisch unzufriedene Alte, ein Mensch, der in seinen Projektionen hängen geblieben ist und in Unfrieden mit der Welt lebt. Er durchschaut seine eigenen Spiele nicht und klammert sich unwissend an alles Materielle.

Auch bei den unerlöstesten Spielarten des Lebens ist immer noch die andere, in diesem Falle erlöste Seite zu erahnen. So tritt in den ebenso verbreiteten wie typischen Symptomen des mit Wissen beladenen zerstreuten Alten die Aufgabe deutlich zutage. Seit langem kurzsichtig, ist er nun auch schon seit Jahrzehnten weitsichtig. Er sollte also von der Nähe bis in die Ferne das Ganze überblicken, Ganzheit in sich und draußen finden. Der „moderne Weise" wäre weise im traditionellen Sinne der alten Seher wie auch zum Beispiel als weiser Naturwissenschafter wissend.

Ein anderer Aspekt des erlösten Archetyps ist der **alte Narr**, der die Freiheit in sich gefunden hat und nichts mehr beweisen muss. In Zen-Geschichten ist vielfach der Augenblick beschrieben, wo der Übende Befreiung (aus der polaren Welt) erlangt und zum Meister wird. Nicht selten hallt in solchen Momenten die Welt von seinem Lachen wider, denn er kann rückblickend kaum fassen, wie einfach alles schon immer war und wie lächerlich dumm er sich angestellt hat.

Im Mittelalter gab es den Beruf des Hofnarren, der, mit der sprichwörtlichen Narrenfreiheit ausgestattet, sich alles leisten konnte. Solange er eine witzige Form wählte, durfte er sogar dem Herrscher die Wahrheit ins Gesicht sagen. Die Indianer hatten eine Art Stammesnarren, den Heyokah, der im Rat der Weisen immer zugegen war und bevorzugt die unmöglichsten und frechsten Positionen einnahm. Es gehörte geradezu zu seinen Aufgaben, die jeweils gegenteilige Meinung zu vertreten und möglichst verrückt für sie zu streiten. Das hatte den enormen Vorteil, dass der Gegenpol immer mit im Gespräch war und den Stamm nicht hinterrücks und unerwartet überfallen konnte. Hofnarren und Heyokahs hatten dabei im Idealfall die tieferen Wahrheiten im Auge und ignorierten konsequent alltägliche Positionen und vordergründige Vorteile. Selbstverständlich waren nur besonders intelligente und wache ältere Menschen in der Lage, diese Positionen mit dem notwendigen Witz und der angemessenen Tiefe auszufüllen.

Solch eine Figur wäre auch in unserer Zeit Gold wert. Man stelle sich nur in der Politik vor, unabhängig von den Parteien und ihrem kleinkarierten Gezänk um Geld, Macht und durchsichtige Interessen, dem Großen und Ganzen verpflichtet und dabei witzig und klug genug, das Unaussprechliche auszusprechen und das Undenkbare in Scherze zu kleiden, Tabus zu brechen und über sich und die Welt zu lachen. Politik könnte wieder interessant werden und Spaß machen. Ähnlich erfrischend könnte ein alter Narr in der Wirtschaft wirken, wenn alle sich den Kopf über die Dividende zerbrechen und er laut über Perspektiven fürs nächste Jahrtausend nachdenkt, mit Witzen die seit Jahrzehnten erstarrte Vorstandsordnung erschüttert

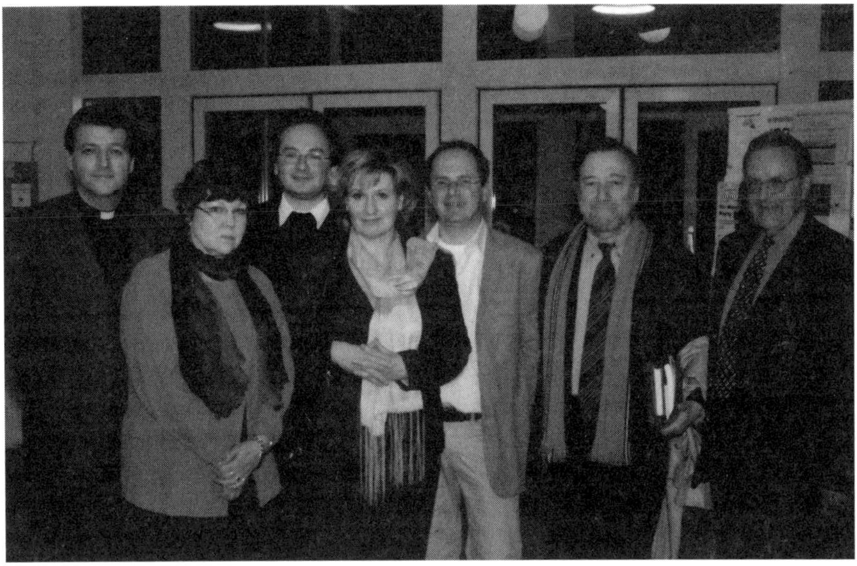

2005, Podiumsdiskussion „Kirche morgen" an der Universität Graz, v.l.n.r. Helmut Schüller, Rotraud, Michael Unger, Barbara Hollomey, Richard Schieder, Peter Pawlowsky, Fritz Csoklich

und damit den Konzern vielleicht wieder in (die) Ordnung bringt. Während die **alten Machtgeier**, ein bei uns besonders verbreiteter Archetyp, noch um Fassung ringen, könnte er schon den Jahresbericht durch den Kakao ziehen und sich über die Angst vor Machtübernahme durch jüngerer Kräfte lustig machen.

Wo die Entwicklung zum vollkommenen Narren stecken blieb, kann der **schrullige, kauzige Alte** entstehen, der verschroben in seiner eigenen kleinen Welt lebt und nicht mehr verstanden werden kann, weil er sich eingesponnen und den Weg verloren hat. Sein kleines Fleckchen Erde hält er irgendwann für die eigentliche Welt, wie etwa der Briefmarken- und Bierdeckelsammler, der völlig in seiner Sammlung aufgeht und darüber das Leben vergisst.

Eine ebenso wenig sympathische Karikatur des alten Narren ist der **alte Querulant** und **Nörgler**, der alles besser weiß und zumeist nichts besser kann. Hätte er wirklich schon jemals etwas besser gemacht, müsste er kaum chronisch unzufrieden sein. Statt durch Provokation seiner unkonventionellen Gedanken andere anzuregen, wird er zur berüchtigten Nervensäge, die jeden aufregt. Er sägt an allem und hat zu allem etwas zu sagen, obwohl er eigentlich (schon lange) nichts zu sagen hat. Er nimmt sich selbst bitter ernst, und niemand kann ihm darin folgen. Die ganze Gestalt ist mitsamt ihren Auftritten eigentlich zum Lachen, wäre sie nicht so traurig. Im Unterschied zum Hofnarren oder Heyokah, der (wissend) den Narren spielt, macht sich der Querulant zum Narren im bitterernsten Sinn.

Der **Gleichmütige**, der in allem das Walten des Gesetzes sieht und ausgesöhnt die Dinge so annimmt, wie sie auf ihn zukommen, hat auf seine Art die Mitte gefunden. Ein gutes Beispiel gibt jener Zenmeister, den eine junge Frau des nahen Dorfes aus Angst vor ihrer Familie beschuldigt, Vater ihres Kindes zu sein. Als das Kind geboren wird, liefert es die zeternde und schimpfende Dorfgemeinschaft beim Meister ab. Der aber sagt darauf nur: „So, so" und nimmt das Kind zu sich. Als die junge Frau drei Jahre später die Wahrheit gesteht, entschuldigen sich die Dorfleute wortreich beim Zenmeister und fordern das Kind zurück. Er sagte: „So, so" und übergibt es ihnen gesund und munter.

Die **gute Großmutter**, die das Kind in sich wieder zum Leben erweckt hat und aus diesem Verständnis heraus allen Formen des Lebens mit Barmherzigkeit begegnet, ist auf ihre Art in die Mitte des Mandalas heimgekehrt. Sie ist das Beste, was Kindern, die sich gerade erst auf den Weg machen, zustoßen kann. Ihre dunkle Schwester ist die **alte Jungfer**, das späte Mädchen, das immer noch auf den Prinzen wartet, eine Art in die Jahre gekommenes Dornröschen, das resigniert hat.

Der **gute Hirte** und Weisheitslehrer, der das in sich gefundene und verwirklichte Wissen weitergibt, ist wiederum seltener als der religiöse Eiferer und Fanatiker, vor dessen heißem Atem niemand sicher ist und der, von allen gemieden, ein nur umso lästigerer Verfolger wird. Dass der religiöse Eiferer für dieses egoistische Spiel auch noch den Namen Gottes missbraucht, ist vielleicht sein größtes Vergehen.

Die vier erlösten Archetypen kennt unsere Kultur bezeichnenderweise vorwiegend in männlicher Gestalt als Meister, alten Weisen, weisen Narren und guten Hirten. Natürlich können wir sie ebenso in weibliche Gewänder kleiden: die Meisterin, die weise Frau, die *wunderliche Alte* und die große Mutter. Unter den erlösten Archetypen gibt es viele Mischungen und ebenso von den unerlösten Varianten. Natürlich existiert nur eine Mitte, und in ihr liegt in jedem Fall Befreiung. Die vier Muster ergeben sich lediglich durch die Färbungen, die auf dem jeweiligen Weg durch die Elemente entstehen. Selbstverständlich hat der weise Narr auch die Möglichkeit zu lehren. Der gute Hirte kann die Klarheit des Weisen und die Barmherzigkeit der großen Mutter in sich tragen, die ihrerseits auch die Freiheit des Narren und die Reinheit des Weisen gefunden haben mag.

Von den unerlösten Mustern gibt es noch eine Vielzahl, die mehr oder weniger deutliche Abarten der erlösten Varianten bieten, stets schimmert die erlöste Qualität noch durch. Der **graue Alte**, der als **einsamer Wolf** durchs Leben zieht und von seiner Verbitterung zehrt, ist in gewisser Hinsicht Gegenpol zum alten Narren. Während letzterer sich selbst und das Oberflächliche der Welt nicht mehr ernst nehmen kann, ist es dem grauen Wolf bitter ernst mit seinen Anliegen. Als stolzer alter Kämpe wird er zumeist von Jüngeren überhört oder überstimmt, was seine Bitterkeit und Enttäuschung noch verstärkt. Statt die banale Wirklichkeit witzig zu überhöhen, ist er völlig gefangen in ihr und in seine persönlichen Probleme verstrickt, ob er nun als Einzelkämpfer für eine irgendeine gerechte Sache bzw. gegen irgendeinen vermeintlichen Feind kämpft oder als alter Räuber durchs Leben zieht. Oft hat er den Kontakt zur Wirklichkeit der Anderen verloren und verspinnt sich in seine Scheinwelt. In der Politik findet sich dieser Typ unter den grauen Panthern, die lauter als die jungen schreiend um Positionen und Rechte für die Alten kämpfen. In seinem Alleinsein läge also die Lösung, Alles in Einem zu finden.

Der **alte Hagestolz**, der unbeugsam und mit vermeintlicher Würde durchs Leben schreitet, ist eine weitere Variante. Unversöhnlich und hart gegen sich und die Welt, kennt er kein Erbarmen (mit sich) und fühlt sich bis zum Schluss im

Recht. Sein Aufrechtsein in vollkommener Aufrichtigkeit sich selbst gegenüber zu wandeln wäre sein Ziel.

Eine humorvoll-spannende Variante ist der **alte Fuchs**, dessen Archetyp im Fernsehen schlichtweg als „Der Alte" Verbrecher das Fürchten lehrt. Oder auf noch erlösterer Ebene der graue Narr, der anderen das Grauen nahe bringt und von Alfred Ziegler auf unnachahmliche Weise in einem Vortrag als der närrische Alte beschrieben wurde.

Die alte Hexe oder bittere **alte Jungfer**, die sich als Opfer der bösen Welt sieht und nun ihrerseits böse wurde, ist besonders deutlich in Projektionen gefangen. So wie die Inquisition alles Böse ihrer kleinkarierten-klerikalen Welt auf die „Hexen" projizierte, schiebt sie ihr ganzes Scheitern auf die Welt. Von eigener Bitterkeit vergiftet, verspritzt sie Gift und ist überzeugt, dass die anderen zugrunde gerichtet haben oder es beabsichtigen. Ihr Neid und ihr Streben gelten der vitalen Jugend, der sie im Märchen und im Leben nachstellt. Wieder so zu werden wie diese Kinder ist ihr Ziel. Ihr Irrtum besteht darin, dass sie es durch Auffressen statt durch innere Wandlung versucht.

Der **alte Geizige** ähnelt dem alten Machtgeier in mancher Hinsicht, wobei er seine Seele an materieller Macht gebunden hat. Mit Recht hat er entsetzliche Angst vor dem nahenden Ende, das auch das Ende seiner Illusion sein wird, was er sein schreckliches Leben lang ahnt. Folglich erlebt er die Hölle schon reichlich vor dem Sterben durch die Verwechslung von innerem mit äußerem Gold.

Der **Früher-war alles-besser-Typ** ist offensichtlich hängen geblieben und jammert vergangenen Zeiten und Chancen nach. Häufig hat er das Gefühl, sein Leben sei vertan, weil die guten alten Zeiten mitsamt ihren phantastischen Gelegenheiten nicht wiederkehren. So gut können Zeiten nicht werden, dass er sich ihnen noch einmal öffnen würde, und wahrscheinlich war er nie offen, denn die gute alte Zeit ist per Definitionem immer in der Vergangenheit. Die Suche nach dem goldenen Zeitalter bleibt genauso aussichtslos wie die nach dem goldenen Land „Eldorado", solange sie nicht nach innen verlegt wird.

Das **alte Waschweib** wäscht die schmutzige Wäsche anderer Leute in aller Öffentlichkeit. Sie ist auch als die alte Klatschbase bekannt. Über andere reden, anstatt sich selbst zu entwickeln, ist ihr Muster. Ständig wartet sie mit unerwünschten Ratschlägen auf, wie *man* alles besser machen könnte, ohne je selbst die Initiative zu ergreifen. Um sich selbst nicht sehen zu müssen, schaut sie permanent auf die Anderen und macht sie zumeist so schlecht, wie sie sich selbst (unbewusst) fühlt. Die Lösung läge für sie darin, das Außen, das sie unausgesetzt beschäftigt, als Spiegel zu begreifen.

Der **alte Globetrotter** kennt die Welt besser als sich selbst. Er weigert sich, alt zu werden, und hat das Ausziehen, um das Fürchten zu lernen, zum Trip gemacht. Im Verband mit jungen Leuten lässt er sich um die Welt treiben: Als Späthippie von Ort zu Ort auf der Flucht vor sich selbst. Er ist stolz, dass ihn keine Frau und kein Land halten können, und er fürchtet nichts so sehr, wie einen bleibenden Spiegel, in dem er sich selbst erkennen müsste. Während er sich mehr schlecht als recht durchschlägt, wird es für sein eigenes Leben immer später. In seinem Stolz auf seine Ungebundenheit merkt er nicht, dass die Anderen, die nicht ständig flüchten, mehr Freiheit genießen. Eine spätere Eskalationsstufe dieses Musters ist der **alte Clochard**, der, zum Strandgut des Lebens geworden, vor dieser Erkenntnis in den Alkohol flüchtet. In seiner zur Sucht gewordenen ständigen Flucht gilt es, die Suche wiederzuentdecken, die auf die eigene Mitte zielt.

Der **alte geile Bock** ist das klägliche Überbleibsel des ewigen Jünglings, der keinen eleganten Abgang oder Ausweg aus dem Leben gefunden hat, aber auch nicht von seinem Muster lassen wollte. Noch immer versucht er seine Männlichkeit mit Eroberungen zu beweisen, was mit zunehmendem Alter immer schwerer fällt und von der Umwelt auch immer weniger anerkannt wird. Neben Haar- und Zahnersatz neigt er zu Potenzpillenritualen. Die **fertig geliftete Dame** ist das weibliche, ebenfalls mit dem Alter und dem Leben nicht fertig gewordene Pendant. Ihren Körper hat sie zum Versuchsfeld für medizinisch-kosmetische Experimente freigegeben. Trotz solch aufopferungsvollen Einsatzes hat es das alternde Playgirl noch schwerer als der entsprechende Boy. Irgendwann aber will keiner mehr mit ihnen spielen und schon gar nicht mit sich spielen lassen. Mit dem anderen Pol eins zu werden, wäre hier wieder die Lernaufgabe. Das Problem ist wieder „nur" die einseitige körperliche Ausrichtung.

Wie alle anderen Lösungen zielt auch diese letzte wieder nach innen auf die eigene Mitte. Das Außen, die Form, ist nur Hilfsmittel auf diesem Weg. Sobald es zum Selbstzweck wird, beginnen die Verirrungen im Lebensmuster und das Leid. Die eigene Mitte entspricht der Mitte des Mandalas, der in dieser Lebensphase alle Entwicklung erlöst oder unerlöst zustrebt.

Anmerkungen

1 Copyright: Vom Autor überarbeitete Fassung eines Kapitels aus: Dahlke, Rüdiger (1995): Lebenskrisen als Entwicklungschancen. Zeiten des Umbruchs und ihre Krankheitsbilder. München: Bertelsmann. Abdruck mit freundlicher Genehmigung der C. Bertelsmann Verlag GmbH, München.

2 Frisch 1986, 107 ff., 126 ff.

3 Das gilt jedenfalls für all jene amerikanischen Patienten, die ihren Körper oder in der Billigvariante nur ihren Kopf einfrieren lassen in der Hoffnung, dass die Medizin in ferner Zukunft ein Wundermittel finden wird und sie dann, frisch aufgetaut, vor dem Tod rettet. Abgesehen vor der grotesken Angst vor dem Tod zeigt dieses Beispiel, wie man genau das bekommt, was man am meisten fürchtet, in diesem Fall den Tod. Das Drama wird noch dadurch verstärkt, dass die betroffenen Seelen sich wohl besonders schwer von ihren auf Eis gelegten Hoffnungen bzw. Leichen trennen können.

Literatur

Dahlke, Rüdiger (1995): Lebenskrisen als Entwicklungschancen. Zeiten des Umbruchs und ihre Krankheitsbilder. München.

Dahlke, Rüdiger (2007): Körper als Spiegel der Seele. Gräfe und Unzer.

Dahlke, Rüdiger (2007): Krankheit als Symbol. München.

Frisch, Max (1986): Gesammelte Werke, Band 6, Tagebuch 1966 –1971. Frankfurt a.M.

Info: www.dahlke.at

Notizen von Dieter Schrage

Wie ich alt und aus R. P. Univ.-Prof.^{in} Mag.^{a} Dr.^{in} Rotraud A. Perner. wurde

Rotraud A. Perner lernte ich 1973 kennen. Ich war damals in der SPÖ-Linken aktiv und hatte Kontakt mit der AZ-Redaktion, mit Reinhold Perner und seinem Freund Poidinger. Bei einem Abendessen bei den Perners in Favoriten lernte ich auch Rotraud kennen. Sie war damals bei der Nationalbank und gerade SPÖ-Bezirksrätin geworden.

Als R. P. dann Mitte der 1970er Jahre die Familienberatungsstelle Favoriten gegründet hatte und für die Wiener Jugendzentren arbeitete, hatte ich wiederholt mit ihr zu tun. Vor allem nach der Arena-Besetzung 1976. Ich war der erste Obmann der legalisierten „Arena", und hatte damals die Verantwortung für einige der von uns betreuten – sie wohnten im Inlandsschlachthof – heimentlaufenen Kinder. Nach den 1980er Jahren verlor ich den persönlichen Kontakt zu R. P., las aber immer wieder von ihr und hörte sie im Radio. Aus der jungen R. P. wurde Frau Univ.-Prof.^{in} Mag.^{a} Dr.^{in} R. P.

Nach 2000 nahm ich wieder Kontakt mit ihr auf. Ich war Grüner SeniorInnen-Sprecher geworden und organisierte für den „Tag der älteren Generation" (1. Okt.) am Schwedenplatz „Altern in Würde! Und wo bleibt die Sexualität?". R. P. war unsere Hauptreferentin. Die Veranstaltung wurde ein großer Erfolg, besonders durch die Popularität und Schlagfertigkeit von Frau Professor.

Peter Paul Kaspar

Liebe und Wahrhaftigkeit
Fragmentarische Gedanken eines Klerikers

Für einen katholischen Kleriker ist es gegenwärtig nicht leicht, über Liebe und Wahrhaftigkeit zu schreiben. Es gleicht einem Balanceakt zwischen dem, was seine Kirche offiziell lehrt, und dem, was in aktiven und selbstverantwortlichen Kreisen ihrer Mitglieder und Mitarbeiter gesagt und gelebt wird. Wenn man wohlwollend sein will, spricht man von einer Zeit des Überganges, in der eben manches nicht mehr und anderes noch nicht stimmt. Scharfzüngige Kritiker – auch aus den eigenen Reihen – sprechen von einer Lebenslüge des gegenwärtigen Katholizismus. Auf diesem nicht ungefährlichen Terrain bewegen sich meine fragmentarischen Gedanken ...

Am Anfang das Erkennen

„Adam erkannte Eva, seine Frau, und sie wurde schwanger." Zu den Weisheiten der Bibel gehört das Bedeutungsfeld des Wortes „erkennen": Es steht als Synonym für die sexuelle Gemeinschaft von Mann und Frau, schon an jener Stelle, wo das erste Menschenpaar am Beginn der hebräischen Bibel (Genesis 4) zusammenkommt und Kain und Abel zeugt. Ähnlich am Beginn zweier Evangelien (Matthäus und Lukas), wo Jesus gezeugt wird, ohne dass Maria und Joseph einander „erkennen". Die symbolstark aufgeladene Bedeutung des Wortes hat sich in unsere Zeit herübergerettet und bezeugt so ein Stück tiefer, alter jüdischer Weisheit in Bezug auf die Geschlechterbeziehung. Denn das Wort „erkennen" für die sexuelle Vereinigung und die daraus folgende Zeugung verrät ein fast vergessenes Wissen über die Bedingungen von Liebe und Wahrhaftigkeit – oder noch deutlicher: von sinnlicher und spiritueller Liebe. (Wobei Spiritualität nicht in einer engen religiösen Sicht gemeint ist, sondern in der Bedeutung, in der auch nichtreligiöse Menschen „Lebenssinn" erfahren.)

Um es drastisch zu sagen: Das biblische Erkennen von Mann und Frau meint nicht den rein körperlichen Vollzug – das würde ja im Extremfall auch die Vergewaltigung einschließen – sondern die sexuelle Gemeinschaft Liebender. Heute würden wir das vielleicht „ganzheitlich" nennen. Schon das ziemlich technisch klingende Wort „Geschlechtsverkehr" würde dem wenig gerecht, was hier als angedeutete jüdische Lebens- und Liebesphilosophie gemeint ist: Zwei Liebende vereinigen sich in einer Perspektive, die ihr eigenes Leben übersteigt. Die Kinder

„verkörpern" nicht nur die Liebe der Eltern in der Gegenwart, sondern auch deren Lebenswillen über den Tod hinaus. In der Geschichte von Adam und Eva sogar in der – symbolstark verdichteten – Bedeutung, dass es ohne dieses „Erkennen" die Menschheit nicht gäbe. Deshalb wäre es eine Banalisierung dieses alten Weisheitsmythos, in Adam und Eva nur die historisch ersten Menschen sehen zu wollen, wie es in fundamentalistischen Kreisen in vermeintlicher Rechtgläubigkeit verstanden wird. Der biblische Mythos spricht nicht über historische Ereignisse, sondern in Bildern über den Menschen überhaupt. Und indem er das tut, verknüpft er Lieben und Erkennen.

Erkennen und Lieben

Um das weiter auszuführen, sollte man das Wort „erkennen" nicht nur in der abendländisch und europäisch verengten Bedeutung als kognitiven Vorgang verstehen. Denn tatsächlich können wir über einen anderen Menschen sehr viel „wissen", ohne auch nur im Entfernten begriffen zu haben, wer er eigentlich ist. Es soll vorkommen, dass Menschen einander jahrzehntelang kennen, vielleicht sogar in einer Lebensgemeinschaft oder in einer Ehe, und dennoch – vielleicht durch ein erschütterndes Ereignis, einen Konflikt oder eine Enttäuschung – erst spät erkennen, mit wem sie da zusammenleben. Das Wort „Enttäuschung" hat hier einen guten Sinn: Denn vielleicht haben wir uns in einem Menschen getäuscht, vielleicht sogar durch Sympathie oder Verliebtheit in Illusionen gewiegt, oder uns nur durch äußere und materielle Vorteile absichern und etablieren wollen. Eine solche Enttäuschung kann zur Stunde der Wahrheit werden, sie kann einen scheinbar Vertrauten als Fremden enttarnen oder einen vermeintlich Verbündeten als Feind zeigen. Was man für Liebe hielt, war bloß eine angenehme und faszinierende Selbsttäuschung, und die Enttäuschung wurde zur schmerzlichen Stunde der Wahrheit.

Viele Menschen begreifen erst in späteren Jahren, dass Verliebtheit und Liebe zwei sehr verschiedene Dinge sind. Täuschend ähnlich vielleicht, verführerisch attraktiv – doch substanziell verschieden wie Bild und Abbild, wie Realität und Fotografie, wie Wirklichkeit und Illusion. Während die Verliebtheit Fehler wenig wahrnimmt und vor allem vom Gefühl bestimmt ist, nimmt die Liebe den anderen samt seinen Schwächen wahr und an. Eine Bedingung für wirkliche Liebe ist das Erkennen: Erst wenn ich den anderen annehme, wie er ist – und nicht, wie ich ihn mir ersehne – kann ich ihn lieben. Sonst liebe ich nur das Bild, das ich mir von ihm mache. Andererseits gilt auch umgekehrt, dass eine Bedingung für wirkliches Erkennen die Liebe ist. Denn was mir gleichgültig ist, wird sich mir nicht erschließen. Die biblische Rede vom „erkennen" meint, dass sich der geliebte Mensch mir als ganzer öffnet: mit allen seelischen, leiblichen, emotionalen, geistigen und sinnlichen Kräften. Es ist eine typisch abendländische – und leider auch christentümliche – Einstellung, die körperliche Liebe einer vermeintlich geistigen Liebe unterzuordnen. Das jüdische – und das biblische – Menschenbild denkt anders, nämlich ganzheitlich: Wir lieben mit Leib und Seele.

Täuschung und Enttäuschung

Das gilt sogar für die Lüge. Wie leicht wäre es, nur verbal zu lügen. Doch der Körper spielt häufig nicht mit. Davon können wahrscheinlich Tiefenpsychologen und Paartherapeuten mehr erzählen als die professionellen Seelsorger der Religion. Hier wird auch der Unterschied von Wahrheit und Wahrhaftigkeit deutlich: Denn es geht nicht nur um eine sachlich unrichtige Mitteilung, um verbale Unehrlichkeiten, sondern es geht letztlich um Lebenslügen, die sich in mehr als nur in falschen Worten manifestieren. Deshalb ist eine geglückte Liebesbeziehung ein gelungener „Versuch, in der Wahrheit zu leben". Die erotische Begegnung stellt deshalb einerseits die immerwährende Frage „Wer bist du eigentlich?" und führt andrerseits zur Erfahrung, dass man nur erkennt, was man liebt – aber auch nur liebt, was man erkennt. Und all das nicht ein für allemal, sondern immer wieder. Ähnlich der Selbsterkenntnis, die auch nicht ein für allemal und für den Rest des Lebens gelingt, bleibt auch der geliebte Mensch zugleich Rätsel und Erkenntnisobjekt. So wird Liebe zum bleibenden Bemühen, zu erkennen und erkannt zu werden.

In einem heute dunkel scheinenden Bild spricht Paulus im sogenannten Hohen Lied der Liebe im 1. Korintherbrief von diesem lebenslangen Vorgang des Erkennens. Zum Verständnis dieser Passage sollte man wissen, dass die Metallspiegel der Antike dem Menschen sein Bild nur undeutlich und verschwommen wiedergaben: „Jetzt sehen wir wie durch einen trüben Spiegel, rätselhaft – dann aber: von Angesicht zu Angesicht. Jetzt erkenne ich nur in Bruchstücken, dann aber werde ich ganz erkennen, wie ich auch ganz erkannt worden bin." (1 Kor. 13,12) In diesem Spiegelgleichnis redet Paulus von unseren Liebesversuchen, die nie ganz gelingen, die stets Fragmente bleiben. Aber sie tragen in sich die Ahnung von einem Gelingen in einer anderen Welt. Dort wird sich das trübe Bild unserer Liebesversuche aufhellen zu einer „vollkommenen Liebe" – von Angesicht zu Angesicht. Man mag das idealistisch und illusionär nennen. Und das ist es wohl auch – wie eben unsere Wünsche und Sehnsüchte mehr über uns und unser Wesen aussagen können als die nüchternen Realitäten. Wir sind ja nicht nur das, was uns real ausmacht, sondern auch das, was wir erstreben, erhoffen, ersehnen.

Liebe als conditio humana

Die Tiefenpsychologie hat uns im vergangenen Jahrhundert immer schärfer erkennen lassen, dass eine lieblose Existenz nur misslingen kann. Die Defizite der frühen Kindheit werden wir ein Leben lang nicht mehr los. Kaum ein Verbrecherschicksal, das nicht mit kindlichen Verstörungen begonnen hätte. Seelische Verletzungen und Verwahrlosungen, soziale Defizite und traumatisierende Ereignisse häufen sich in den Biographien und Leidensgeschichten vieler an Beruf und Familie gescheiterten Existenzen. Man ist versucht, von der Liebe als unbedingt notwendigem „Lebensmittel" und von der Lieblosigkeit als tödlicher „Lebensgefahr" zu sprechen. Und doch sind es gerade jene Institutionen, die den bedürftigen Menschen zu Hilfe kommen sollen – und es in den meisten Fällen auch tatsächlich versuchen – die so häufig daran scheitern. Sozialeinrichtungen werden in der Routine unpersönlich, Schulen zeigen sich zunehmend überfordert, die Eltern haben immer weniger Zeit und Kraft für ihre Kinder, die Kirchen werden zu unpersönlichen Großinstitutionen – und vor allem die katholische Kirche kann sich von ihrer überkommenen Frauen- und Sexualfeindlichkeit nicht wirklich lösen.

An dieser Stelle ist es notwendig, bei den Begriffen „Wahrheit" und „Wahrhaftigkeit" zu verweilen: „Wahrheit" als zentraler Begriff der christlichen Lehre gerät schon in Gefahr, missbraucht zu werden, wenn er in den Plural gerät. Der Satz Jesu „Ich bin der Weg, die Wahrheit und das Leben!" (Joh. 14,6) ist nur im Singular denkbar. Denn im Sinn der vielen Wahrheiten eines kirchlichen Wahrheitsministeriums – wie man etwa die katholische Glaubenskongregation nennen könnte – zeigt sich nicht unfehlbar, vollständig und unabänderlich Wahres, sondern eine ständige, weil nie abgeschlossene Suche nach der Wahrheit. Die vielen „Glaubenswahrheiten" (im doch verräterischen Plural) sollte man in aller Bescheidenheit als Fundstücke und Fragmente verstehen, die man auf der Suche nach „der Wahrheit" findet, zusammenfügt und weitersucht. „Dogmatismus" als herrschsüchtige Rechthaberei in Sachen Wahrheit gehört zu den letzten Resten eines Wahrheitsverständnisses, das noch mit dem überkommenen Kirchenverständnis als „allein selig machende Kirche" verknüpft ist. Das II. Vatikanische Konzil (1962-65) hat mit seinen Erklärungen zur Ökumene und zur religiösen Toleranz in diesem Punkt zu einer neuen Sprache gefunden.

Wahrheit und Wahrhaftigkeit

Das starre Festhalten an überlieferten „Wahrheiten" (im Plural) beschädigt in der katholischen Kirche paradoxerweise die Wahrhaftigkeit. Wahrheiten sind letztlich von der Glaubwürdigkeit abhängig. Wahrheiten, die keiner glaubt und keiner versteht, sind wie Orchideen, die keiner sieht. Und die Geschichte der katholischen Theologie kennt wahrhaftig viele „Orchideenwahrheiten". Glaubensgemeinschaften haben in dieser Frage zudem ein doppeltes Problem: Sie müssen unterscheiden, welche Erkenntnisse zeitgebunden – und dadurch revisionsbedürftig – sind. Und bei den sogenannten „ewigen Wahrheiten" – so sie denn solche sind – braucht es die jeweils zeitgebundene Übersetzung, Formulierung und Präsentation. „Präsentation" im wörtlichen Sinn: die Gegenwärtigsetzung. Diese „Vergegenwärtigung" gelingt den großen Weltreligionen nur in bescheidenem Maß. Dass es dem Islam im europäischen Zusammenhang besonders schlecht gelingt, nimmt die christlichen Kirchen nicht aus der Pflicht. Immerhin hat es vor einem halben Jahrhundert einen Papst gegeben, bei dem dieses Anliegen legendär geworden ist: Das „aggiornamento" des freundlichen und fröhlichen Papstes Johannes XXIII. – wörtlich übersetzt „Verheutigung" des Glaubens – misslingt der gegenwärtigen katholischen Kirche in erschreckender Konsequenz.

Weitblickende Zeitgenossen, auch unter den Agnostikern und Atheisten, bedauern es vielfach, dass die drei monotheistischen Religionen, die Europa geprägt haben oder – wie im Fall des Islam – zunehmend prägen, heute keine gute

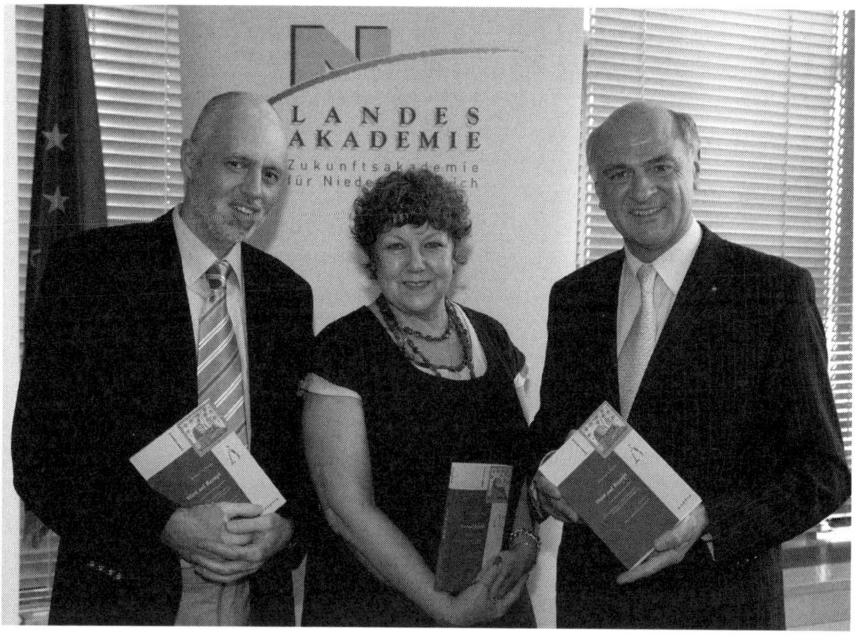

2007, Buchpräsentation „Wort auf Rezept" v.l.n.r. Gerald Bachinger, Rotraud und LH Erwin Pröll

Zeit haben. Wenigstens für unseren Kulturkreis gilt das: Das Judentum als Religion leidet unter der prekären Situation Palästinas, der Protestantismus erweist sich erfreulicherweise als weithin aufgeklärt, jedoch auch als motivationsschwach, der Katholizismus stagniert seit dem Konzil im sehnsüchtigen Blick zurück (wenigstens, was die Hierarchen betrifft) und der Islam kann sich (noch) nicht entscheiden, in einem pluralistischen und säkularen Europa heimisch zu werden. Auch viele religionsferne Europäer bedauern das, weil die Religionen einen wichtigen Beitrag zum politischen und sozialen Ethos eines Kontinentes leisten könnten. Die Kirchen und Klöster, die Synagogen und Moscheen, viele soziale und schulische Einrichtungen, und nicht zuletzt die Hochleistungen in Kunst und Wissenschaft bezeugen, welches Potenzial Religionen einst hatten und durchaus weiterhin haben könnten, auch in einer säkularen Welt. Der Wiener Kardinal Franz König (1905-2004) erscheint uns in der Erinnerung als der große Europäer, den wir im Bereich der Religionen heute schmerzhaft vermissen.

Ein skeptisches Resümee

Das berühmte Zitat von Saint Exupéry, dass man nur mit dem Herzen gut sehen könne, weil das Wesentliche für die Augen unsichtbar bleibt, bringt das abendländische Dilemma gut auf den Punkt. Wir sind ein Kontinent einer intellektuell und wissenschaftlich hochentwickelten Zivilisation, scharfsichtig mit den Augen der Vernunft und fehlsichtig mit „den Augen des Herzen". Es mag sein, dass die Banken- und Wirtschaftkrise uns „die Augen öffnet" für das, was man etwas flach „die wahren Werte" nennt. Doch ist es wahrscheinlicher, dass nach dem großen Schrecken und dem Innehalten in der globalen Gier das alte Spiel neue Spieler findet. Wollte man das abendländische Dilemma, vielleicht überhaupt das Dilemma des „christentümlichen Europa" auf den Punkt bringen, dann könnte es so lauten: Es gelingt uns so wenig, die Wahrheit mit der Liebe zu versöhnen. Vielleicht klingen deshalb die europäischen Traktate über philosophische und theologische Erkenntnisse derart rechthaberisch und wie kaum getarntes Herrschaftswissen. Vielleicht sind deshalb auch die Sozialsysteme der europäischen Demokratien bei allen Bemühungen der Sozialpolitik so herzlos und lassen trotz international hoher Standards wenig menschliche Wärme spüren. Und die Kluft zwischen Arm und Reich wächst weiterhin ...

Man mag an dieser Stelle mit guten Gründen einwenden, dass die Politik für Gerechtigkeit zu sorgen habe. Für die Liebe müssen schon die Menschen selbst sorgen. Eine Institution kann – und soll wahrscheinlich auch – nicht lieben. Und dort, wo sie vorgibt, es dennoch zu tun, ist der Totalitarismus nicht weit. Um das Dilemma zu verschärfen, bewirken die hohen sozialen Standards wie nebenbei, dass sich die Menschen aus der Pflicht zur Hilfsbereitschaft und zum sozialen Engagement verabschieden, weil ohnehin der Sozialstaat für die Schwachen sorgt. Tatsächlich waren etwa viele Bürger in den armen Jahren der Nachkriegszeit viel solidarischer, als sie es im heutigen Wohlstand sind. Und wirklich empfinden heute viele Menschen nicht so sehr die kommunalen Stellen als hilfsbereit, sondern eher kirchliche und karitative Stellen (wie Rotes Kreuz, Diakonie und Caritas). Und sogar innerkirchlich muss man sagen, dass wohl die Caritas der glaubwürdigste Teil des katholischen Kirchenapparates ist. (Wenn man nach dem Wesen des Christentums fragt, wird man das sogar begrüßen können.) Doch für die Parteien, die teilweise hohe ethische Standards im Namen und in ihren Grundsatzdokumenten tragen (sozialdemokratisch, christlichsozial) stellt sich die Frage, wo und wie solch hohe Ansprüche verwirklicht werden.

Wahrhaftigkeit und Liebe

Möglicherweise erleben wir zurzeit überhaupt eine Krise der Institutionen, die eben unterschiedslos alle Einrichtungen erfasst, die irgendwann einmal gegründet wurden, um dem allgemeinen Wohl zu dienen, sich aber derart institutionell verfestigt haben, dass die Eigeninteressen der Funktionäre und ihres Apparates das idealistische Ziel von früher überwuchert haben. Diese Institutionenkritik macht eben auch vor den Religionen nicht halt. Und man sollte es nicht nur bedauern, wenn auch der – echte oder vermeintliche – Idealismus auf dem Prüfstand der Institutionenkritik steht. Wer die Bibel näher kennt, weiß, dass Jesus von Nazaret ein wortgewaltiger Kritiker seiner jüdischen Funktionärskaste war – und heute vielleicht ein ebenso scharfer Kritiker jener Kirchenfunktionäre wäre, die mit edlen Idealen auf den Lippen nicht merken, dass unter ihrer Verantwortung eben diese

Ideale zur Karikatur verkommen. Der unbedacht verwendete Kirchenjargon ist eine reiche Fundgrube für verrottete Ideale: vom Heiligen Vater, über die ehr- und hochwürdigen Titeleien, die frommen Sprüche und salbungsvollen Wortspenden der unter dem Sakko goldene Brustkreuze tragenden Hierarchen.

Die katholische Kirche, die zwar an der Basis, in den Gemeinden und im karitativen Bereich durchaus glaubwürdig lebt, produziert seit Jahren in der Öffentlichkeit fast ausschließlich „bad news". Es fällt schwer, eine Hierarchenschelte zu unterlassen. Eine abgehoben Führungskaste zelebriert in ihren Residenzen und Bischofspalais sich selbst, während ihr Klerus ausstirbt, ihre Pfarren verwaisen und die Gläubigen wie in einer endlosen Sündenlitanei aufgezählt bekommen, was alles Sünde ist, was sie nicht dürfen und was gegen den Willen Gottes ist. In ihrem Leben ist all das bereits alltäglich geworden: Ehescheidung, Empfängnisverhütung, vor- und außereheliche Beziehungen, Homosexualität und Abtreibung – all das meist in einem undifferenzierten Generalverdacht, als ob überhaupt nur eine Sünde existiere: der Sex. Die Kirche als Mahnerin, als moralische Institution, als „Gewissen der Gesellschaft" – all das funktioniert kaum mehr, weil es letztlich bloß „altruistische Gewissenserforschung" ist. Die Kirche erforscht das Gewissen der anderen – statt das eigene. Unter kritischen Menschen gilt genau das als Heuchelei. Der dicke Packen an institutionellen Verfehlungen wird jeder Moralpredigt entgegengehalten: die Frauenfeindlichkeit, die Sexualitätsfixiertheit der kirchlichen Moral, die unerfüllbaren Forderungen der vorehelichen Enthaltsamkeit, der immer weniger eingehaltene Zölibat, die rigorose Verhütungsmoral ...

Versuch, in der Wahrheit zu leben

Die Kirche ist jedoch nicht schlimmer als die Gesellschaft. Nur wenn sie so tut, als wäre sie besser, kommt Heuchelei auf. Die Unterscheidung von Wahrheit und Wahrhaftigkeit ist ernst zu nehmen: Eine Glaubensgemeinschaft, die aufhört, für vermeintliche Wahrheiten zu kämpfen, könnte sich mehr der Wahrhaftigkeit verpflichten. Man sollte nicht anders scheinen wollen, als man ist. Wenn die Kirche dann auch noch versuchen könnte, „liebevoll" zu sein, vor allem zu schwachen, beschädigten und beschuldigten Menschen, dann wäre sie vielleicht ihrem Gründer näher als im Verteidigen unabänderlicher Dogmen und im Verkünden vermeintlich ewiger Wahrheiten. Eine Kirche, die zu niemandem gut ist, ist zu nichts gut. Eine Kirche, die sich bemüht, in der Wahrheit zu leben, kann das Verteidigen der Wahrheit ruhig Gott überlassen. Wahrhaftigkeit und Liebe wären ein gutes Sparprogramm für eine bescheidenere Kirche.

Notizen von Winfried Nonhoff

„... wenn der Engel das Wasser berührt"

Es gibt wunderbare Grenzgänger und Grenzgängerinnen, die nie nur in ihrem angestammten Fach- und Wissensgebiet forschen und nachdenken, die vielmehr mit existenzieller Neugier all jene Wissensbereiche sich zu erobern versuchen, die für ihre Profession von Bedeutung sein könnten. Rotraud A. Perner ist eine wirklich gelehrte Therapeutin. Sie mag mir nachsehen, dass ich nur diese eine Fachbezeichnung für sie anwende. Denn mit dem Wort „Therapeutin" ist auch der Grund ihrer umfassenden Wissenslust umschrieben: Sie zieht wirklich keine Grenzen, wenn es um das Wohl, das Sich-Aufrichten eines Menschen in schwierigen Lebenssituationen geht.

Sie weiß, wie viele geistigen Strömungen und Traditionen sich mit dem „Heil" des Menschen beschäftigen. Sie kennt keine Vorurteile, die sie daran hinderten, in jenen geistigen Bewegungen das zu entdecken, was gequälten Seelen das Leben leichter machen könnte.

Letzteres allein könnte schon Grund genug dafür sein, die Tore des Wissens weit aufzumachen. Aber bei Rotraud A. Perner beobachte ich noch etwas anderes: Hoch gebildet, umfassend neugierig, hat sie die enorme Fähigkeit, im konkreten Gegenüber zu Menschen mit Situationen, mit Realitäten und Entwicklungen zu rechnen, die weit mehr sind als das Ergebnis ihrer Bemühungen, ihrer souverän gehandhabten Techniken oder ihres therapeutischen Vor-Wissens. Sie rechnet mit „bestimmten Zeiten", an denen „ein Engel hinabsteigt" und „das Wasser berührt"[1] (vgl. Johannes 5,7).

Rotraud A. Perner vermag mit geheimnisvollen Mechanismen der Lösung und Verwicklung umzugehen, die weit mehr, als scheinaufgeklärtes therapeutisches Vorgehen es will, unser Zusammenleben untereinander und vor allem das Zusammenleben mit unserer eigenen Seele bestimmen.

Sie schätzt geheimnisvolle Utopien, sie weiß um gleichsam nicht-irdische Einlösungen unserer Träume, sie setzt diese hintergründigen Strukturen auch dann voraus, wenn Ratlosigkeit und vielleicht auch Hilflosigkeit das konkrete therapeutische Geschehen bestimmen.

Zwischen den Zeilen ihrer bedeutenden Studien lassen sich durchaus diese Spuren wahrnehmen. Mich persönlich beschäftigt beispielsweise bis auf den heutigen Tag, was Rotraud A. Perner ahnt, wenn sie auf den letzten Seiten ihres Buches „Sein wie Gott. Von der Macht der Heiler" von der Vereinigung der Geschlechter gleichsam als Gottesdienst schreibt, wenn sie nach einem Referat verschiedenster geistiger Bezugsquellen festhält, dass Frau und Mann „des mannweiblichen Gottes Partnerpaar im Diesseits" werden können. Diesen Einwebungen in ihrem Werk nachzugehen, lohnt sich.

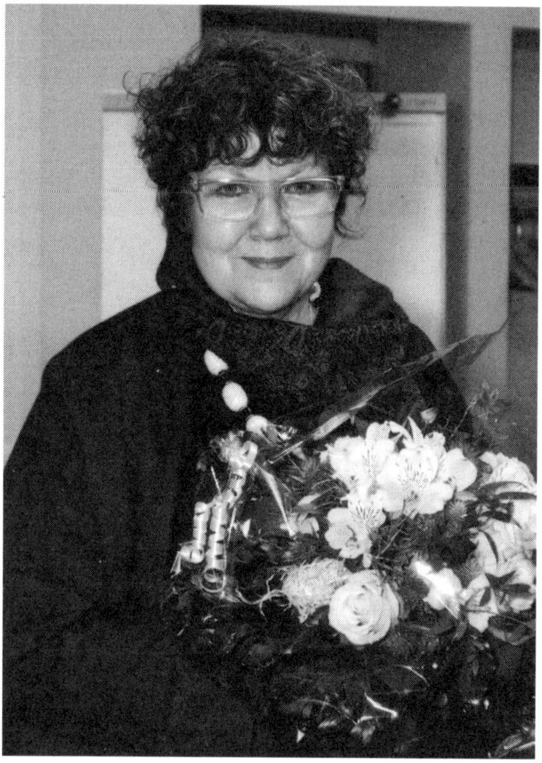

2007, Vortrag über Prävention sexueller Kindesmisshandlungen im Rahmen der Fachtagung des Vereins Kidsnest Kinderschutzzentrum Waldviertel in Gmünd

Doch an entscheidenden Reflexions-Stellen schreibt diese Grenzgängerin gerade wegen ihres Wissens sehr konsequent: „Jetzt versagt mir die Sprache, ich versuche also die Formulierung und bitte um wohlwollendes Verständnis" oder gar: „Denn der Geist weht, wo er will".

Rotraud A. Perner ist eine Heilerin, eine Therapeutin, die Grenzen niederlegt, um schließlich staunend vor dem Geheimnis der Ganzheit zu schweigen.

Anmerkung

1 Johannes-Evangelium Kapitel 5,1-17.

Literatur

Perner, Rotraud A. (2002): Sein wie Gott. Von der Macht der Heiler. Priester-Psychotherapeuten-Politiker. München.

Perner, Rotraud A. (2008): Darüber spricht man nicht. Tabus in der Familie. München (Neuausgabe).

Perner, Rotraud A. (2009): Königin! Über weibliche Kraft. München.

Biographische Daten

Rotraud A. Perner, Univ. Prof. i. R. Dr. iur., Wissenschafterin, Sachbuchautorin, Leiterin des Instituts für Stressprophylaxe & Salutogenese (ISS) und des Instituts für Projektberatung, Personal Training & Supervision (IPSS), mehrfach ausgezeichnet.

- 1944: Geboren in Orth/Donau, Eltern: Hofrat Dr. phil. Romuald R. Kratochwill (Mittelschuldirektor) und Ernestine geb. Langer-Landensperger (Lehrerin)
- Volksschule in Laa/Thaya und Wr. Neustadt
- 1962: Matura am Humanistischen Gymnasium (für Knaben) in Wr. Neustadt mit Auszeichnung
- 1966 Magisterium
- 1967: Promotion als Juristin
- Arbeit bei der Wr. Städtischen Wechselseitigen Versicherung, volkswirtschaftliche Referentin in der Oesterreichischen Nationalbank
- 1968: Heirat mit Reinhold M. Perner, Journalist
- 1971: Studium der Soziologie
- 1972: Geburt des Sohnes Roman-Alexander
- 1974: Geburt des Sohnes Robin-Nikolaus
- 1973-1987: Bezirksrätin und Landtagskandidatin in Wien Favoriten
- 1975: Gründung und Leitung der Familienberatungsstelle Favoriten
- 1977-1986: Tätigkeit als Haus- und Projektleiterin für den Verein Jugendzentren der Stadt Wien (Club Bassena)
- 1983: Gründung des Vereins zur Förderung einer qualifizierten Kinder-, Jugend-, Partner- und Sexualberatung (Verein Familie und Beratung)
- 1984: Diplom für Psychoanalytische Sozialtherapie der Österreichischen Arbeitsgemeinschaft für Psychoanalyse und Sozialtherapie (ÖAPS), Beginn der Ausbildung in Psychoanalyse nach C.G. Jung, Gründung des Instituts für Projektberatung, Personaltraining & Supervision (IPPS)
- 1985-1990: Vorsitzende der Psychologischen Berater / Lebens- und Sozialberater in der Wiener Handelskammer, ab 1987 auch in der Bundeswirtschaftskammer
- 1986: Practitioner-Dekret in Neurolinguistischem Programmieren (ÖTZNLP); Beginn der Sprachforschungen und intensive Supervisionstätigkeit
- 1987: Zertifikat in systemischer Sexualberatung und -therapie (VFB) Beginn der Entwicklung einer eigenen Sexualtherapietechnik; Gründung der 1. Wiener Sexualberatungsstelle im Rahmen des VFB, Beginn der Ausformung eines eigenen sexualtherapeutischen Ansatzes bei sexuellen Traumatisierungen und deviantem Verhalten; Zertifikat in personenzentrierter Gesprächsführung (APG) Diplomarbeit „Versuch einer personenzentrierten Mitarbeiterführung“; erste wissenschaftliche Veröffentlichungen

- 1988: Beginn medienpädagogischer Projektarbeit und Forschung: Kolumnen in diversen Printmedien; Live-Sexualberatung in der Ö3 Sexhotline
- 1989: Diplom in Erwachsenenbildung / Pädagogische Akademie Wien; wöchentliche Kolumne in der Wiener AZ; Konzeption „Sexualität in der Krankenpflege" für den UNI-Lehrgang Pflegewissenschaften
- 1990: Gründung des Vereins Die Möwe-Unabhängiger Verein für physisch, psychisch und sexuell misshandelte Kinder (gemeinsam mit Elfriede Abt)
- Erfindung des „Hans-Czermak-Preis für gewaltlose Beziehungen"
- 1991: Mitglied des Psychotherapiebeirats im BMfGSK; Positionspapier zur sexuellen Ausbeutung von Kindern, Lehrtätigkeit an der BOKU, erste Buchveröffentlichung
- 1992: Dozentur an der Wiener Internationalen Akademie für Ganzheitsmedizin – Ausbildung in Lebens- und Sozialberatung mit Spezialisierung auf Fragen der Sexualität, Gewaltprävention und Gendersensibilität; wöchentliche Hörerinnenbriefsendung: „Du & Ich. Ein Ratgeber für das Leben zu zweit" auf Ö2; Silbernes Ehrenzeichen für Verdienste um die Republik Österreich für die Mitgestaltung an der gesetzlichen Regelung der psychosozialen Versorgung Österreichs (Psychotherapiegesetz, Psychologengesetz, Gewerbeordnungsnovelle 1988)
- 1993: Lehre im Postgradualen Universitätslehrgang für Ganzheitsmedizin; Lehre im Psychotherapiepropädeutikum der Erzdiözese Wien; Mitherausgeberin des Monatsmagazins „sic" (!) Forum für feministische Gangarten (bis 1996)
- 1994: Gründung des Vereins Promethea zur Unterstützung sexuell ausgebeuteter Frauen; Arbeit am Rehabilitationszentrum „Weißer Hof" der AUVA; Lehrtätigkeit an der UNI Salzburg, Gastvorträge an den UNIS Klagenfurt und Graz u.a.; Verlagsgründung aaptos
- 1996: Verleihung des Paracelsus-Rings der Stadt Villach als erste und bisher einzige Frau; Aufnahme in die Liste der allgemein beeideten gerichtlichen Sachverständigen des LG Wien; Lehrtätigkeit an der UNI Wien; Wahl zur ersten Vorsitzenden der Österreichischen Gesellschaft für Sexualforschung (ÖGS)
- 1997: Lehre in diversen Psychotherapiepropädeutika; Berufung als Gastprofessorin an die UNI Klagenfurt; Leitung der Abteilung „Stress" am ECESSR
- 1998: Wissenschaftliche Leitung von Präventionsprojekten u.a. Gewaltfreie Steiermark, Gewaltfreies Niederösterreich; wöchentliche Rundfunksendung „Lust statt Frust" auf ORF-Salzburg
- 1999: Lehrgang in Sexualberatung für den Verein für Prophylaktische Gesundheits-Arbeit (PGA) in Linz; Lehre in Kinderkrisenintervention am Außeninstitut der UNI Wien; Kolumne in „Wien-Side"; Verleihung des Berufstitels „Professorin" durch BM für Wissenschaft und Verkehr
- 2000: Expertin bei „NetDoktor.at"; Zertifikat in Pranic Healing und Pranic Psychotherapy; Gründung der Österreichischen Frauenakademie und der Arcademie für Wissen & Können

- 2001: Mitarbeit in der Wellness-Stunde im ORF NÖ; wöchentliche Rundfunksendung „Ganz Ich – Ganz Du" auf Ö1
- 2002: wöchentliche Kolumne „Perners Notizen" in der Wiener Zeitung;
- 2003: Gründung des ISS Instituts für Stressprophylaxe & Salutogenese in Matzen/NÖ
- 2004: Live Fernseh-Ratgebersendung bei Wien Live auf Puls TV; Forschungstätigkeit im Rahmen des ISS; Berufung in den wissenschaftlichen Fachbeirat des Fonds Gesundes Österreich
- 2005: Start der Aktion „Halt! Gewalt!" der NÖ Landesakademie; Verleihung des goldenen Ehrenzeichens für Verdienste um die Republik Österreich für Gewaltprävention; Kolumne in den NÖ Nachrichten, Gründung der Akademie für Salutogenese & Mesoziation (ASM)
- 2006: Mitarbeit am NÖ Frauentelefon; Lehrauftrag Gender Mainstreaming an der Theresianischen Militärakademie; Montagskolumne auf oesterreich.orf.at
- 2007: Professur für Prävention und Gesundheitskommunikation an der Donau UNI Krems; Verleihung des Liese Prokop-Frauenpreises; Goldene Stadtwappennadel der Stadt Wiener Neustadt

Vollständige Biographie und Publikationsliste auf www.perner.info

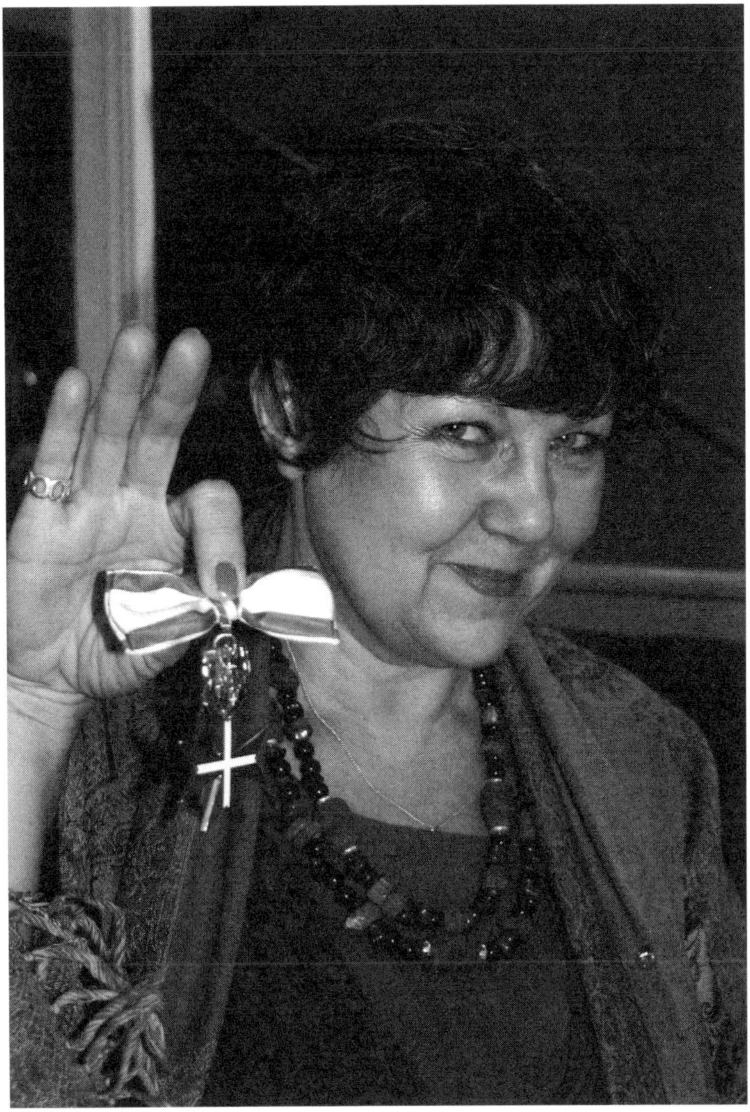

2005, Rotraud A. Perner mit dem Goldenen Ehrenzeichen für die Verdienste um die Republik Österreich

Autorinnen und Autoren

Renate Brauner, Mag.[a], Finanz- und Wirtschaftsstadträtin, Vizebürgermeisterin in Wien.

Rüdiger Dahlke, Dr. med., nach 30 Jahren Psychotherapie als Fastenarzt, Seminarleiter und Vortragender tätig. Schwerpunkt ganzheitliche Psychosomatik wie sie sich in Büchern wie „Schicksalsgesetze", „Krankheit als Symbol", „Körper als Spiegel der Seele", „Depression", „Notfallapotheke der Seele" und vielen CD-Programmen ausdrückt. Über 40 Bücher in mehr als 190 Übersetzungen in 24 Sprachen. www.dahlke.at

Astrid Deixler-Hübner, Univ.-Prof.[in] Dr.[in], ist stellvertretende Institutsvorständin am Institut für Europäisches und Österreichisches Zivilverfahrensrecht der Johannes Kepler-Universität Linz und ist Verfasserin zahlreicher Publikationen auf dem Gebiet des Zivilverfahrensrechts und Familienrechts – z.B. Der Ehevertrag (2009), Ehe, Scheidung und Lebensgemeinschaft (9. Auflage, 2008), Scheidung kompakt (2. Auflage, 2006), Rechtlicher Schutz in Familie und Partnerschaft (gemeinsam mit Ingrid Mitgutsch und Rotraud Perner 2007), Die rechtliche Stellung der Frau (1998) u.a. Mitherausgeberin der interdisziplinären Zeitschrift für Familienrecht (iFamZ). Sie hält auch zahlreiche Vorträge und Seminare zu diesem Themenbereich.

Irene Dyk-Ploss, Univ.-Prof.[in] Dr.[in], ist stellvertretende Institutsvorständin am Institut für Gesellschaftspolitik an der Linzer Johannes Kepler-Universität. Forschungsschwerpunkte: Politik und Parteien in Österreich, Arbeitsmarkt- und Bildungspolitik, Familien- und Jugendfragen, Sozialpolitik (Problem- und Randgruppen, Migranten und Menschen mit Behinderungen). Geboren 1947, sie ist verheiratet und hat eine Tochter sowie zwei Enkelkinder.

Angelika Hager, Pseudonym Polly Adler, unterstützt HIV- und AIDS-Projekte in Südafrika, ist Journalistin und Autorin.

Elfriede Hammerl, Kolumnistin bei „profil", „stern", „Cosmopolitan" u.v.m. Buchautorin, Theater- und Drehbuchautorin. Ausgezeichnet u.a. mit dem Goldenen Verdienstzeichen des Landes Wien.

Othmar Hill, Dr., Wirtschaftspsychologe und Management-Begleiter, Gründer und CEO von HILL INTERNATIONAL.

Peter Paul Kaspar, Prof., geb. 1942 in Wien, studierte Musik und Theologie in Wien und Innsbruck, lehrte Religion am Akademischen Gymnasium und Musiktheorie an der Anton Bruckner Universität, lebt und arbeitet als Akademiker- und Künstlerseelsorger in Linz, ist Rektor der Linzer Ursulinenkirche, verfasste mehr als 30 Bücher und konzertiert als Organist und Cembalist.

Helene Klaar, Dr.in, Ehe- und Familienrechtsexpertin, Lehre an Universität, vielfach ausgezeichnete Expertin.

Traude Kogoj, Dr.in, Politikwissenschaft und Geschichte, Lehre an Uni Wien, Gender- und Diversitätsexpertin, Autorin und Geschäftsführerin. www.derort.com

Peter Ulrich Lehner, u.a. Vortragsarbeit an Universitäten, Redakteur mitbestimmung.

Winfried Nonhoff, geboren 1951, ist Verleger der Verlage Kösel und Diederichs in München.

Richard Picker, Dr., geboren 1933 in Wien, verheiratet mit der Psychotherapeutin Christl Picker, drei Kinder. Bis 1970 Kaplan, Professor für Religionspädagogik an der Pädagogischen Akademie in Wien, Studentenseelsorger für die Akademien und die Technische Uni. 1970 Heirat – zwangsweise Beendigung des kirchlichen Amtes. Staatlich anerkannter Psychotherapeut. Zertifikat des Europäischen Verbandes für Psychotherapie. Seit 1974 freie Praxis als Psychotherapeut, seit 1978 Ausbilder für Psychotherapie, Vortrags-und Seminartätigkeit in der Erwachsenenbildung. Lehrbeauftragter für Gestaltpädagogik an den Universitäten Innsbruck und Wien. Lehrbeauftragter für Grenzfragen wie: Psychotherapie und Philosophie/Theologie an der Sigmund-Freud-Privatuniversität Wien. Ständiger Kolumnist bei „Kirche In“ seit 1992. Gastkommentator im „Kurier“, Buchautor. 2002: Verleihung des Österreichischen Ehrenkreuzes für Wissenschaft und Kunst I. Klasse.

Michael Rosecker, Mag. Dr., Geschäftsführer des Vereins Alltag Verlag, Buchautor, Erwachsenenbildner.

Dieter Schrage, Dr., Anarchist, Kunstvermittler u.a. an UNIS, Sprecher der Grünen SeniorInnen.

Elisabeth Schrattenholzer, Dr.in phil., lehrt seit 1997 an der Universität für Musik und darstellende Kunst Wien, 2004 Habilitierung im Fach „Sprachgestaltung“. Lesungen aus eigenen und anderen literarischen Werken sowie ihre Lehr- Vortragstätigkeit führten sie auch nach Deutschland, in die Schweiz und in die USA.

Wolfgang Wilhelm, Univ.Lekt., Mag., MAS, geboren 1971 in Wien, ist Kommunikationswissenschafter, Supervisor, Coach, eingetragener Mediator in freier Praxis, Lektor an der Donau Universität Krems sowie an der Akademie für Salutogenese und Mesoziation Matzen (NÖ), Autor u.a. von „Coaching Gender: Supervision und Coaching auf dem Weg zwischen den Geschlechtern" sowie Antidiskriminierungsbeauftragter für gleichgeschlechtliche Lebensweisen der Stadt Wien. www.wolfgangwilhelm.at

Senta Ziegler, Dr.in, Journalistin, Autorin und Medienexpertin, ist seit 1993 Redakteurin des Nachrichtenmagazins NEWS. Parallel dazu übt sie eine umfassende Tätigkeit als Medienberaterin aus. Nach vollendetem Jus-Studium, Redakteurin bei der Tageszeitung „Die Presse", beim Wochenmagazin „profil", (familienbedingt) freiberuflich für „Kurier" sowie Rundfunk und diverse Zeitschriften tätig. Bis 1989 Wissenschafts- und Medizinredakteurin bei der „Wochenpresse", bis 1993 Chefreporterin der „Ganzen Woche" und seit Oktober 1993 Redakteurin im Polit- und Gesellschaftsmagazin „News". Sie ist Autorin zahlreicher Bücher: „Ort der Handlung Niederösterreich" (NÖ Pressehaus); „Kulturlandschaft Weinviertel"; (NÖ Pressehaus) „Labyrinthe der Liebe- ein Porträt der Gütersloh-Muse Milena Hutter", (Herder-Verlag). Ihre Anthologie „Österreichs First Ladies" über die Frauen der Präsidenten und Kanzler der 2. Republik stand monatelang auf den Bestsellerlisten. Ebenso ist ihre 2004 veröffentlichte Biografie über Dagmar Koller „Jetzt fängt's erst richtig an" ein großer Verkaufserfolg. Sie lebt in Wien, zwei erwachsene Kinder.

Bildnachweis

Fotos privat: S. 9, 17, 21, 23, 31, 35, 41, 47, 59, 62, 73, 75, 81, 91, 95, 101, 105, 109, 117, 135, 149
Faksimile aus der Arbeiter-Zeitung: S. 53
SPÖ Favoriten: S. 61
SPÖ Wien: S. 65
ORF: S. 69
Karin Eder: S. 85, 155
Senta Ziegler: S. 113
Landesregierung Niederösterreich: S. 145